KLEINE BÜCHEREI FÜR HAND & KOPF

George Grosz

GROSZ-BERLIN

Autobiographisches, Bilder, Briefe und Gedichte

Herausgegeben
von Marcel Beyer
und Karl Riha

Edition Nautilus

Editorische Notiz: Die hier vorgelegte Auswahl folgt in der mitunter recht eigenwilligen Schreibweise von George Grosz den in den Text- und Bildnachweisen aufgeführten Ausgaben, deren Auflistung sich auch als kleine Grosz-Bibliographie lesen läßt. Die gehäuften Striche und Punkte in ‚Berlin 1917' (S. 19) sind als Morseschrift und in solcher (dank Klaus Voß) als Wiederholung der letzten Textphrase mit hinzugesetztem dreifachen ‚i' zu lesen: „er trägt Konfektion i i i". Im übrigen gilt – aufgepaßt: „Grosz witterts. / Parbleu hier riechts nach gebratenen Kindern".

auf Euer Wohl

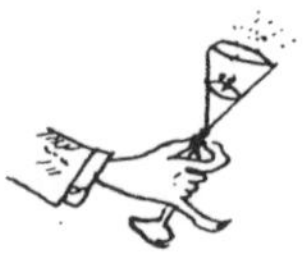

eier alter
Böff

Edition Nautilus Verlag Lutz Schulenburg
Am Brink 10 · D-21029 Hamburg

1. Auflage 1993 · ISBN: 3-89401-223-4
Printed in Germany

Berlin 1901

Mein Vater starb, als ich sechs Jahre alt war. Danach Umzug, und ein düsteres Jahr in Berlin in einer Wohnung im Norden in der Wöhlertstraße. Gegenüber ein Kohlenplatz. Das Schild mit den schwarzen gekreuzten Hämmern erscheint mir noch manchmal wie ein pessimistisches Erinnerungszeichen an damals. Hinter der geteerten Brandmauer der übliche Durchblick auf den Hinterhof. Die graue Großstadtkulisse täglich vor Augen. Zu Hause heraufziehende materielle Sorgen. Meine Mutter hatte sich mit meiner Tante zusammengetan, sie nähten Blusen, ohne damit recht voranzukommen. Nebenbei wurden Zimmer vermietet; es ging mehr schlecht als recht. Die Geldsorgen wurden immer drückender. Ab und zu besuchte mich meine große Schwester und nahm mich mit in eine Konditorei oder zu Aschinger. Die damalige Bierquelle am Oranienburger Tor mit dem kristallnen und spiegelnden Würstchenpavillon in der Mitte und der blauweiß karierten Würstchenausgeberin dünkten mich einem Feenpalast gleich. Gelegentlich sah ich Infanterie vorbeiziehen; da ich bisher hauptsächlich nur Husaren kannte, so gefielen mir diese anders uniformierten Soldaten sehr.

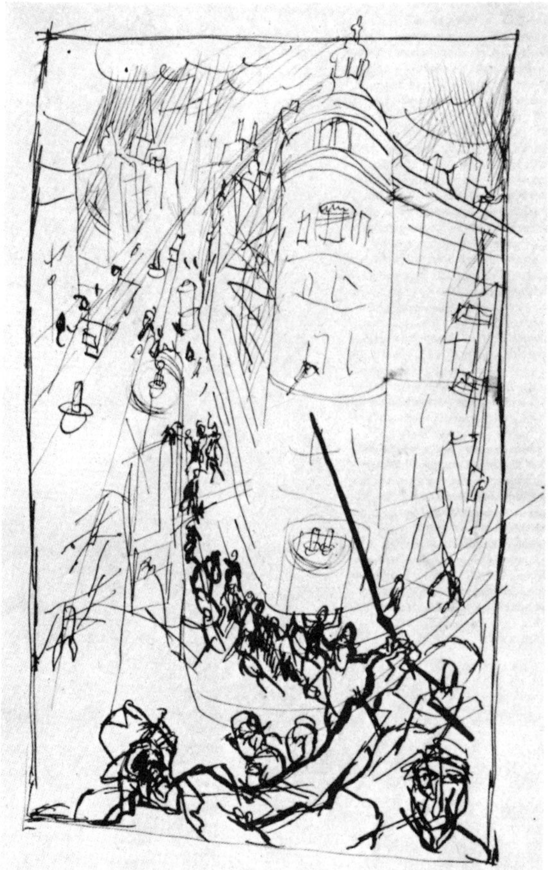

Straßenkampf, 1914

Berlin 1912

In Berlin lag meine Chance. In Berlin war „was los“. Es wurde mehr und mehr Mittelpunkt. [...] Man war fortschrittlich in Berlin. Man zeigte in den Kunsthandlungen neben Cézanne und Van Gogh auch jüngere französische Maler wie Picasso, Matisse, Derain und andere, die gerade anfingen, bekannt zu werden. In Berlin gab es wunderbare Theater, einen Riesenzirkus, Kabarette und Revuen. Bierpaläste, so groß wie Bahnhofshallen, Weinpaläste, die durch vier Etagen gingen, Sechstagerennen, futuristische Ausstellungen, internationales Tango-Tanzturnier und Strindbergzyklus im Theater an der Königgrätzerstraße – das war Berlin, als ich dort hinkam. [...]

Wir gingen fleißig in die Natur und skizzierten. Die Peripherie der wie ein Oktopus um sich greifenden Stadt zog uns gewaltig an. Wir zeichneten die noch feuchten Neubauten, die bizarren Stadtlandschaften, wo Eisenbahnen über Unterführungen dampften, Müllabladeplätze an Laubenkolonien grenzten, neben neuausgelegten Straßen schon die Asphaltkessel standen.

Wir liebten die Rummelplätze, wo seltsame Winkelartistenfamilien in buntverzierten Wohnwagen hausten. Auf einem Rummelplatz entdeckten wir eine grün-rot-goldene Bude, über deren Eingang stand: „Der Tangotanz in verschiedenen Caricaturen“. Der Tango war große Mode. Sechs Mädchen, auf Carmen zurechtgemacht, und ein Kavalier in orangefarbenem Frack – das war die Tangofarbe – führten ihn vor.

Mich interessierte das sehr, ich machte viele Skizzen und malte zu Hause ein Bild mit viel orange, grün und gold. Die Spanierinnen waren natürlich unverfälschte

Berliner Mädchen mit einem unheimlichen Appetit auf warme Würstchen, Rollmops und Bratkartoffeln. In einer benachbarten Kneipe wurden unzählige Weiße mit Himbeer getrunken. Denn der Tango machte heiß. Als mir eines der Mädchen einmal Modell stand, lauerte der Kavalier uns vor dem Hause auf. Er ging zwar nicht mit einem spanischen Dolch auf mich los, wohl aber mit einem Schlagring – und so bewies der Neuköllner Junge letzten Endes doch spanischheißes Blut. Wir versöhnten uns, trotz meiner schmerzenden Kinnlade. Später gingen wir in mein Zimmer hinauf und tranken diesmal, anstatt Weißbier mit Himbeer, einen wirklichen spanischen Sherry, der noch von meinem Geburtstag übrig war.

Wir liebten die kleinen Eckkneipen, die man Stehbierhallen nannte. Da stand man neben dem Kohlenträger, dem Rollkutscher und dem Portier von nebenan und trank sein kleines Helles, aß seinen Rollmops und nahm hinterher noch einen „Koks mit'n Pfiff". Das war Kartoffelschnaps mit einem Stückchen Zucker, das in Rum getaucht war. Wer phantasievoller gestimmt war, bestellte ein „Persico mit Rosen" (Kornschnaps mit einem Schuß Himbeersirups) oder eine „grüne Minna" (Kartoffelschnaps mit einem Schuß grünen Pfefferminzlikörs).

War man knapp an Geld, so konnte man jederzeit bei Aschinger seinen Hunger stillen. Man bestellte einen Teller Erbsensuppe, der kostete 30 Pfennig und war kein Teller, sondern eine kleine Terrine. Die Hauptsache aber war: man konnte dazu soviel Brot und Brötchen haben, wie man wollte. War der Brotkorb auf dem Tische leer, so kam der Kellner von selbst und füllte nach: kleine Dampfbrötchen, noch warm und knusprig, ein Kümmelbrot, herrliche Salzstangen.

Was in unseren Taschen verschwand, wurde nicht beanstandet, man durfte es nur nicht zu auffällig machen. Aschinger war eine wahre Wohltat für hungrige Künstler.
Dann gab es die Warenhäuser, vor allem Wertheim in der Leipzigerstraße. Bei Wertheim kaufte ich mein Zeichenmaterial, Krawatten, Seifen, Eßwaren; bei Wertheim war ich auch in der Leihbibliothek abonniert und bekam alle Neuerscheinungen, die die kleineren privaten Leihbibliotheken nicht so schnell anschaffen konnten. Bei Wertheim verabredete ich mich mit meiner Freundin zum Tee ... Wertheim war eine Welt für sich.
Von Wertheim ging ich gewöhnlich zu Josty, einem alten, berühmten Kaffeehaus am Potsdamer Platz. Da saß ich stundenlang auf der Terrasse, skizzierte, beobachtete die Menschen oder ließ mir vom eigens dafür angestellten Zeitungskellner die neuesten Zeitschriften bringen – alles zum Preis einer Tasse Kaffee.
Das Nachtleben zog mich an. Es zieht jeden jungen Menschen an; ein Motteninstinkt in uns wird fasziniert vom Bogenlampenlicht der schillernden, spiegelnden Avenuen. Da mein Freund und ich nicht genug Geld hatten, um in die großen Tanzpaläste zu gehen, mußten wir uns mit der billigeren Garnitur begnügen. Die lag meist in der Friedrichstadt, aber auch weiter herunter an der Weidendammer Brücke oder in der Chausseestraße und am Oranienburger Tor.
Im Café Oranienburger-Tor hörte ich zum ersten Mal so etwas wie eine Jazzkapelle. Man nannte es damals eine Radaukapelle. Es war auch keine Jazzkapelle im heutigen Sinn, eher eine Wiener Salonkapelle, die plötzlich verrückt geworden war. Zwei bis drei

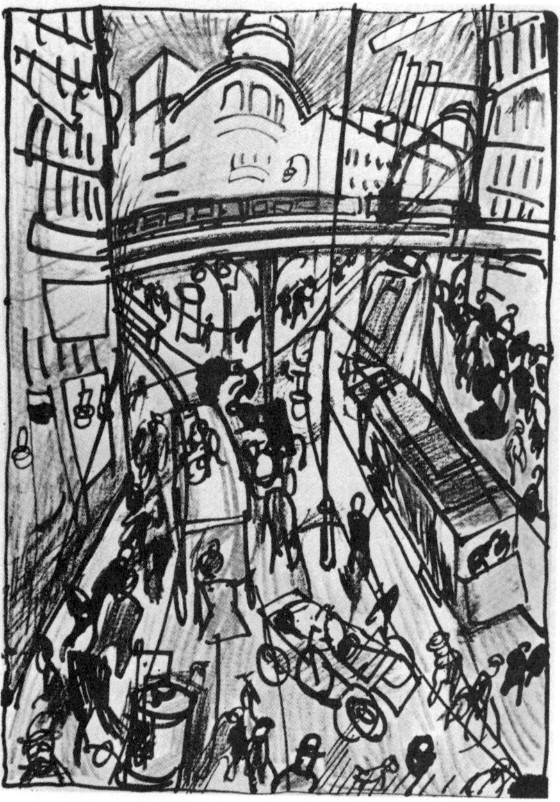

Straße mit Hochbahnbrücke, 1915

Musikanten mit Sägen und Kuhglocken parodierten und unterbrachen irgendwie rhythmisch die allgemeine Melodie. Der Kapellmeister nannte sich „Mister Meschugge“ und benahm sich wie ein Wahnsinniger. Er tat so, als könne er den Lärm nicht mehr meistern, zerbrach seinen Taktstock oder hieb mit seiner Geige plötzlich einem Musiker über den Kopf. Schließlich riß er die große Baßgeige an sich und führte mit ihr einen grotesken Kampf auf; das Ende war immer, daß er die Stücke der zersplitterten Geige ins Publikum schleuderte, das vor Entzücken brüllte und die Trümmer zurückwarf.
Ununterbrochen brachten Kellner neue Lagen Bier und Schnaps für die Kapelle. Das erhöhte die Stimmung enorm. „Meschugge“ riß den Musikern die Instrumente aus den Händen, tanzte, sang, sprang plötzlich auf den Flügel und markierte einen sich kratzenden Affen, nahm dann ein großes Glas Bier, tat so, als ob er dem begeisterten Publikum zuprostete und goß es dann blitzschnell einem seiner Musikanten in die Trompete ... Das Publikum wälzte sich vor Lachen.
An jenem Abend im Café Oranienburger-Tor ahnte ich natürlich nicht, daß ich Zuschauer einer Zukunftsparodie gewesen war, die einmal Wirklichkeit werden sollte — eine Wirklichkeit, in der ein anderer Kapellmeister Meschugge einen Totentanz dirigieren, seinen Musikern die Instrumente wegreißen und ihnen um die Köpfe schlagen würde, so daß ihnen Hören und Sehen dabei verging, und zwar unter Beifall, der den seines harmloseren Vorgängers bei weitem übertreffen würde und dessen schauerliches Echo heute noch nicht verstummt ist.
In der Friedrichstadt wimmelte es von Huren. Sie stan-

den in den Hauseingängen wie Schildwachen und flüsterten ihr stereotypes: „Kleiner, kommste mit?“ Es war die Zeit der großen Federhüte, der Federboas und des hochgeschnürten Busens. Die hin und her geschwenkte Tasche war das Abzeichen der Gilde. Das berühmteste Hurencafé war das Café National in der Friedrichstraße.

Abb. rechts: Straßenszene, 1917

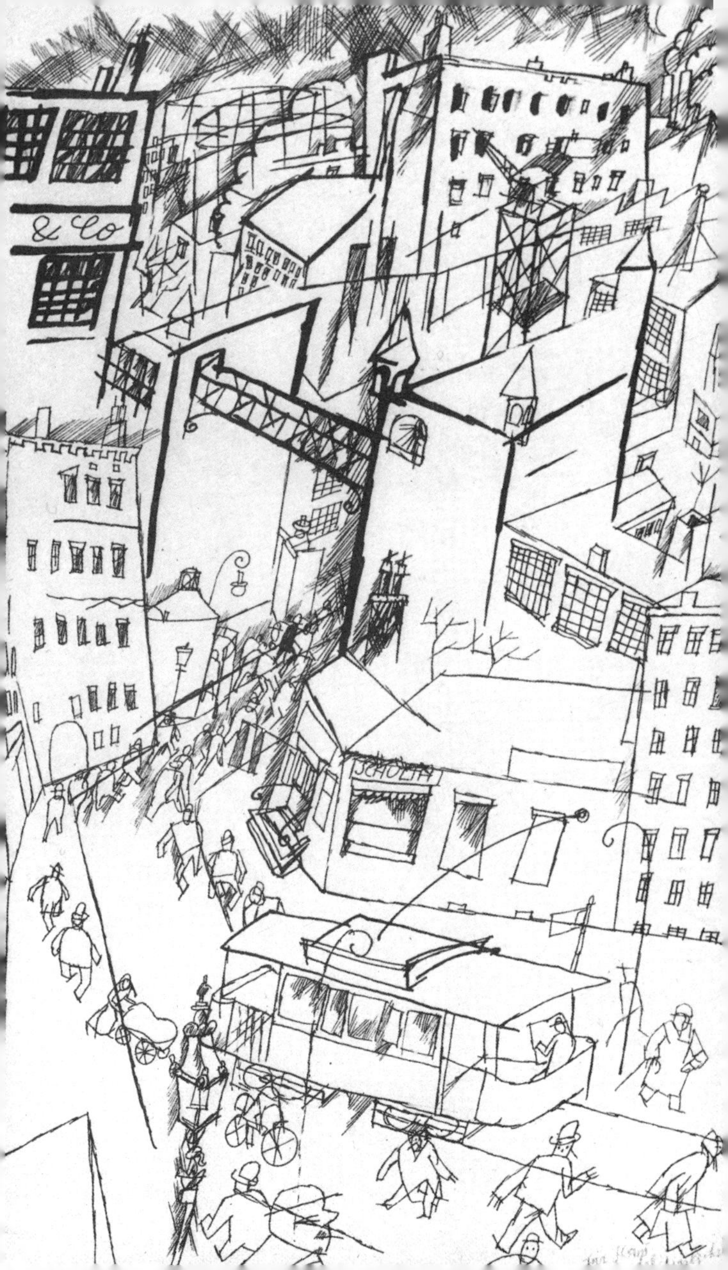

& Co
SCHULTH

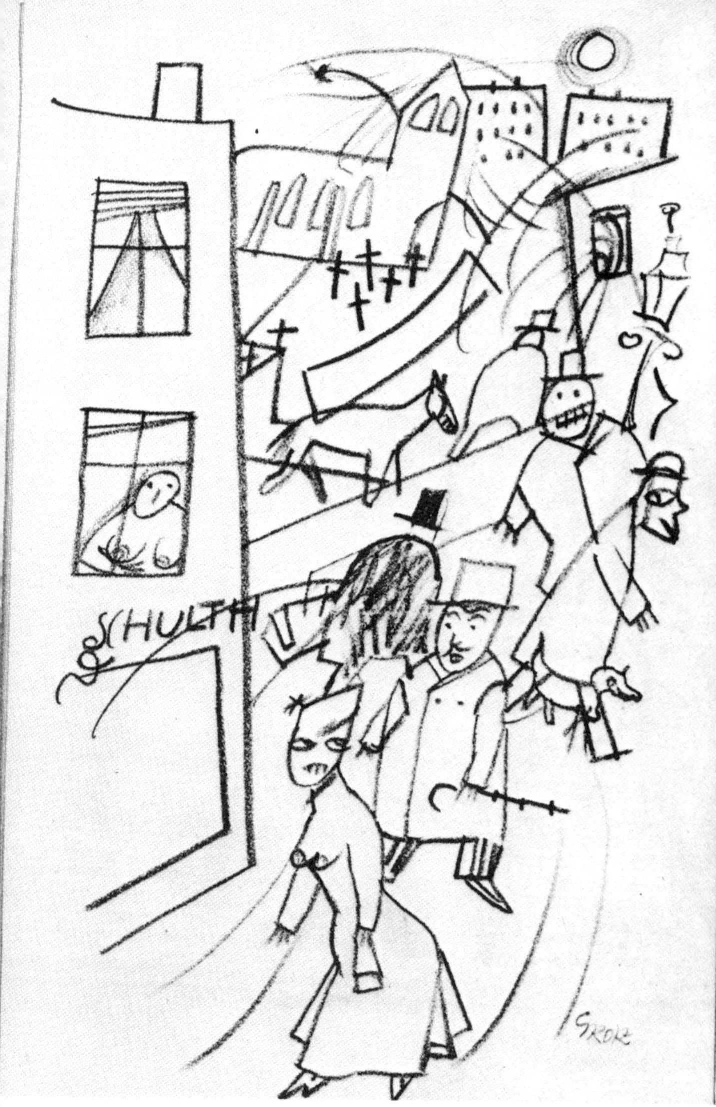

Straßenszene (Schultheissecke), 1916

Brief an Otto Schmalhausen

Südende
30.6.1917

Lieber alter Peer!

[...] Ich lebe vorerst hier ungestört, bisher flatterte mich kein Militärpapier an – ich male recht viel, ein größeres Stadtbild und ein kleineres Bild (Rots, viel Rots!); abends und nachtens hocke ich mit Rohrfederbündel und schwarzmagischer Tinte vorm Reißbrett. Ich stecke voll bis an den Hals hinauf mit Gesichten – und diese Arbeit bedeutet mir alleinige Emotionen, federnde Erregung, sausende Straßenfront aufs Papier! oder hui? kreist der Sternenhimmel übern roten Kopf, die Elektrische platzt ins Bild, es klingeln Telefons, Gebärende schreit auf, indes Schlagring und Solingmesser friedlich in der schwülen Zuhälterhosentasche schlummern – ach und die Labyrinthe der Spiegel, ihr Straßenzaubergärten! wo Circe die Menschen in Säue abwandelt, komischer Lodenhut mit Stutz, oder den Rume-Tumm-Tiddle-walk im Patéphon, wo der Hörer sich ans Ohr festfängt und Dir die Musik des Grammofons, Palmen sind und Schiffe mit denen Du fortfährst – oder die Gesänge der Schilder, Du goldener Schirn, der Reigen der Buchstaben – und die portweinroten, nierenzerfressenden Nächte, in denen der Mond ist neben Infektion und schimpfendem Droschkenkutscher, und wo im staubigen Kohlenkeller der Würgemord passiert – oh Emotion der großen Städte! Ja, alter Peer! auch Dir singen die Landschaften rote Melodien, ebenso knallen Sterne Dir übern brennenden Kopf! Zugreifen! Peer! Zugreifen! Hinein in den Schutt!!! schwitzend arbeiten zu können! tief wie in heißen Bergwerks, unw[h]istlerisch – hart und energievollst das Papier zerfasern, Linien darüber hinzaunen – Weite in sich zu haben – vor allem Peer, Streben! Elastizität, hochschnellen können!!!! Biceps, Triceps und Deltamuskeln – ruhig vorher am Stahlstrecker arbeiten! (am Chest-Expander dehnen!!!).

Abb. rechts: Pandämonium, 1915/16
Abb. Seite 18: Straßenszene mit Zeichner, um 1917

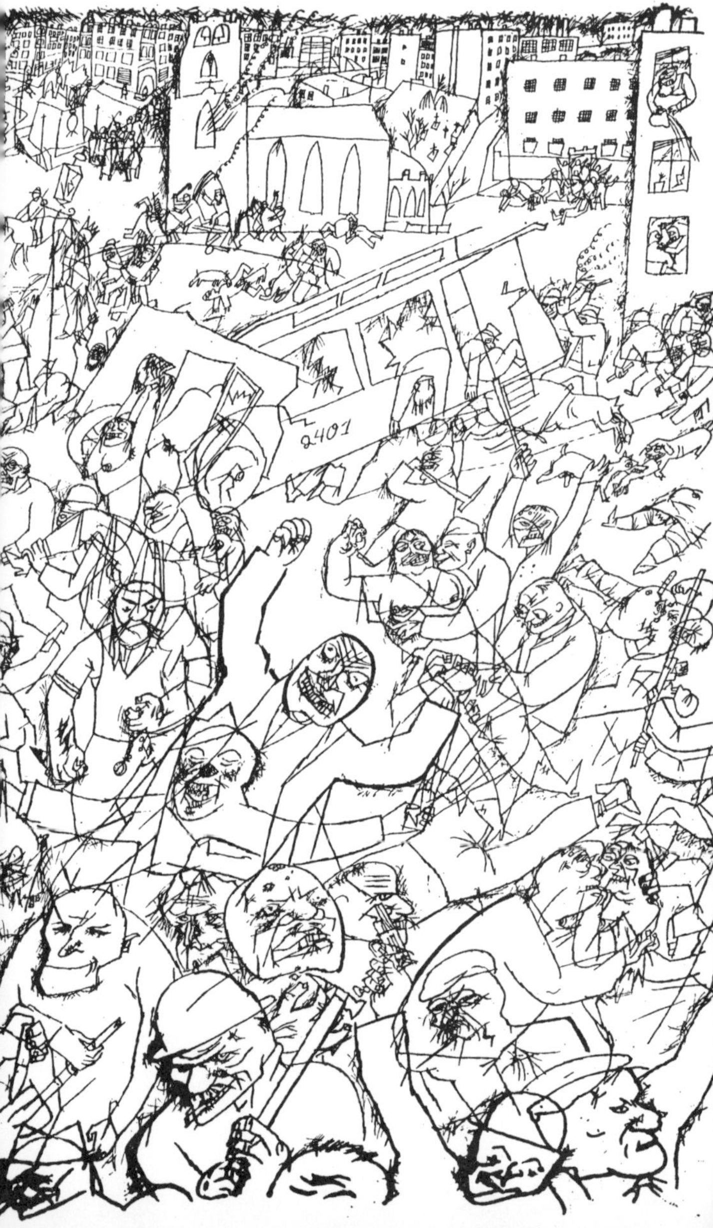
2401

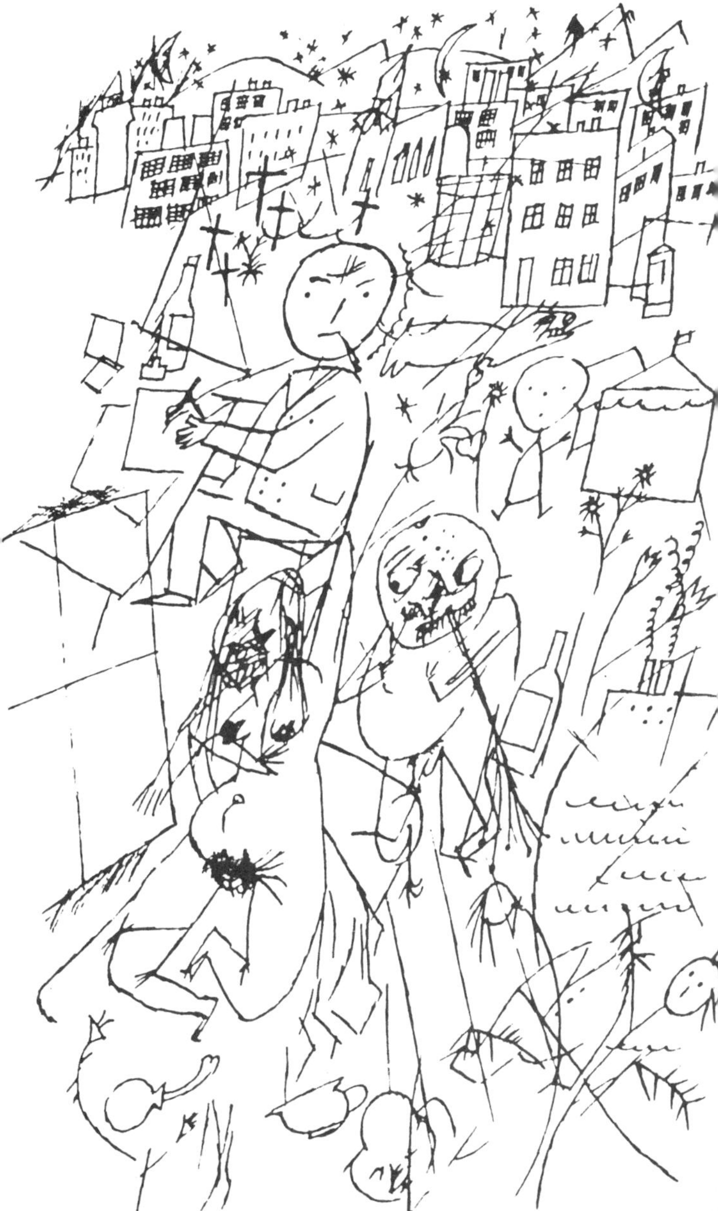

Berlin 1917

I

Ha! in Kopenhagen fallen die Börsen!! ++++
Ha! in New York fallen die Börsen!!
Bethlehems Steel Aktien – wer kanns wissen?!
Die Menschen drängen, krank,
Verlogen brüllt alter Faulgreis Friedensgerücht,
Druckerschwärze, noch frisch geleitartikelt – –
Weiter: Die Straßen klitschig,
Der Regen strähnt,
Die Omnibusse torkeln,
Beinschwarz stoßen Regenschirme ineinander,
Nur die Lichtreklamen blühn:
Rheingold, Manoli, Steiners Paradiesbett.
Der Anarchist kam wieder, er trägt Konfektion.
. .–. – .–. .–.– ––. –
–.– ––– –. ..–. . –.– –
.. ––– –. .. .. ..
Krahne und Lohrenbahn,
Unterfressener Asphalt – wie seltsam!!
Abenteurer ziehn vorüber, steifen Hut,
Schwarz auf Glatthaar, nach hinten.
Des Syphilitikers buntes Profil schimmert
Durchs Dunkel – auch ohne Nase läßt sichs leben – !!

*

Die Schnapskneipe wartet schon – die Feengrotte,
Schon der Coctail, der Gin, der Grog, der steife.
Heidi, Musik – eine richtige Negermusik!
Kann jemand Ragtimes ??!!
Tanz – bitte!
: Rio taucht auf – Hafengassen

Und Matchiche, hallo! nackt, geil – – –
Oh, Südamerika!! Deine warmen Küstenbuchten!
Oh, Argentinien, Sehnsuchtland!
Schokolade trink ich,
Früh auf Veranda aus Bambus,
Und schwarze Zigarre,
Großer Baststrohhut übern Kopf –
und Nilpferdpeitsche –
Mestizen stolz und Rinderherden in Fray-Bentos –
Den Revolver knall ich ab
Früh, wenn ich aus dem Blockhaus trete
Breit, mit roter Bluse und braun –
Wild bellt der Hund –
Und der Papagei singt englisch.
Ha!! ich lebe auf! Früh! Tau auf allem Gras,
Meine beiden Revolver, das große Schottenmesser,
Mein schwarzer Zottelhund – –
oh!! Colorado!
Freiheit!!!
Kobaltblau singt der große Fluß
Um uralte Bäume,
Unberührt von Kreissäge und Aktienunternehmer.
Das Canoe liegt bereit,
Bemalt mit Rot – –
Bisamburgen treiben vorbei,
Pisang und Banane und bunte Vögel –
Der Himmel cölinblau,
Weiß segelt eine Wolke nach Europa.
Wir fahren an Stromschnellen vorbei,
Wirbelnd zu den tausend Inseln –
– – – – – – – – – – – – –
Perlbesäter Sammetmantel – Du, oh Rio!!
Cuba hör ich, seh grün und roten Schwanzaffen
Oben am Brotfruchtbaum –

Und die tausend Masten und den
Gemütlichdummen wollbraunen Neger
Und amerikanischen Matrosen mit der Schagpfeife,
Bogenspuckend – an blauer Küste.

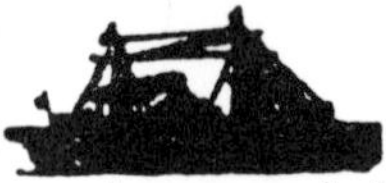

*

Immer noch die tolle Sehnsucht nach Hitze –
Ih, – im Coctail ist Leben!
Im Coctail so farbig
Fließt der Rio grande del Norte,
Mit tausend kleinen Booten,
Und der großen Korvette,
Und dem blauen Kapitain.
Unbeugsam am Steuerruder und gelber
Messingstange,
Ih – im Coctail ist Leben –
Die Hafengassen sind belebt –
Es gibt schon Tote;
Zwei Matrosen – – – – –
Im Bordell von rosa Licht schwül umhaucht –
Und wankende Schenkel, riesig und wüst –
Der Schnaps fließt die Bordellgasse entlang –
Ist das ein Leben!!!!
Die Speicher mit Tabak und Baumwolle – –
Und alte Dame, würdig,
Mit Gouvernanten aus Osteuropa –
Im Coctail ist Leben – – –
Auch Porter ist da,
Alter noch, von
Perkins & Co., London. – – –
– London – –
Dumpf drohten Häuser gehockt.
Und Trockendocks – – –

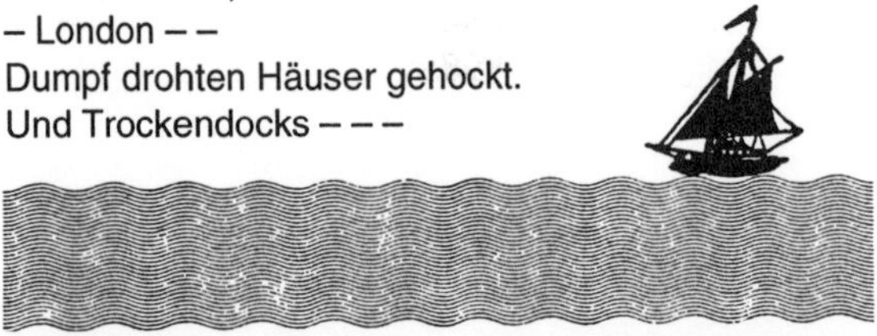

An Sanct Pancras vorbei
Fährt der Kohlendampfer in die Themsemündung.
Ketten klirren tief und hoch,
Immer wieder hernieder,
Klirren, rasen, zischend.
Dampf entquirlt,
Die Wand speit Wasser –
Neger, Chinesen,
Indier – alle laden Kohlen – –
Da ist Jack the Ripper,
Burke und Hare —
Es stinkt aus Whitechapel nach abgestochenem
Schwein.

*

Come on and hear – – –
Ja! wenn der Mann
In dem Mond
Wäre ein Nigger,
Was würde es sein – – ????
– – – – – – – – – – – – –
Der Himmel hängt beblutet und tief –
Fladen von Blut treiben den Hafen herab,
Ausgemergelte Leichen türmen haufenhoch –
– Die Spitale qualmen –
– Vom Schreien erblindete Fenster der Sanatorien
Und dazwischen der grüne geplünderte Baum.
Straßen, Straßen, Straßen – ein gelber Himmel.
Gastanks, und die Fabriken,
Und ausgestorbene Schulen – – –
Pferde stehen in Ställen, harmlos
Und immer böse Menschen, entartete,
Großhändig, mit Ballenfüßen.
– – – – – – – – – – – – –

Ein graues Wrack treibt am Straßenbord
Hart, klobig gegen entzündete Wolkenbäuche,
Gittrig vergrämte Fenster – ein Gesicht –
Klammerhände –
Totenschiff –
Heimlich reist der Scharfrichter,
Pickfein im Besuchsanzug,
Mit verwaschenen Blutspritzerchen auf dem
Faltenhemd
Im Abteil zweiter aus Magdeburg – –
Oben zynischblank,
Oh unschuldsblank
Das Hackbeil.
Indessen: trinkt noch einmal er,
Sein Patzenhofer Versand,
Noch gefaßt,
Vielleicht hoffend noch –
Es sind noch acht Stunden –
„Bis früh um fünfe süße Maus"
– Immerhin: Jesus der die Sünde auf sich nahm.
Die Elektrischen ersterben knarrend
Hinten über den Villentürmchen,
Hinter der Gründerzeit und dem Burgenstil.
Laternen,
Immer in die Ferne führend.
Neubauten,
Fabriken,
Brauereien
Und oh Schweinerei:
Die rote Protestantenkirche.
– – – – – – – – – – – – –
Denkmale,
Straßenzeilen barock gebaut
Mit Erker und Rouleau

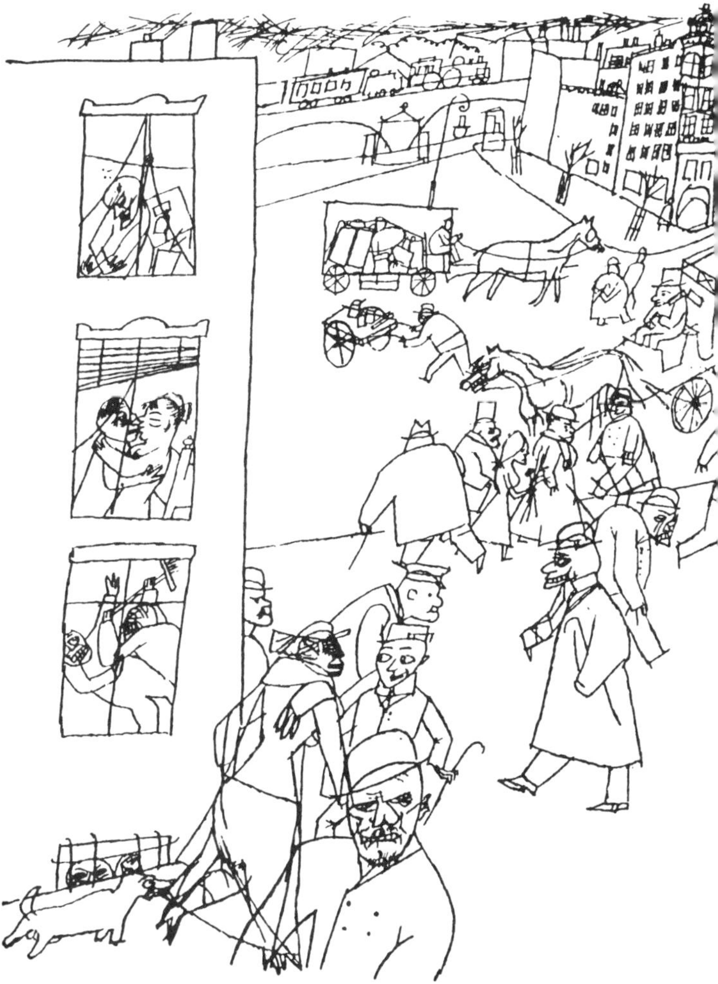

Menschenwege, 1915

Und kleinen Ziergärten – –
Fern jodelt eine Porcellanfuhre.
– – – – – – – – – – – –
Der Vorort schwillt schwarzblau wie eine Beule,
Ein Knurrhund fliegt im Nachthimmel herum,
Dort wo die Gasometer stehn.
D-Züge toll
Klirren vorüber –
Pessimistische Totenhalle
Liegt tief der Bahnhof – – –
Es gibt so leicht hier keinen Gott!!!
Die Erde stinkt nach Natur!
Schwach versucht der Mond
Dem Dichter zu erscheinen – –

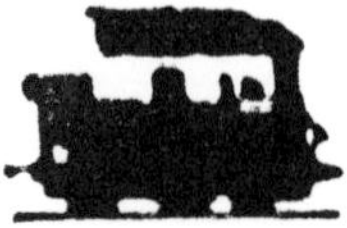

*

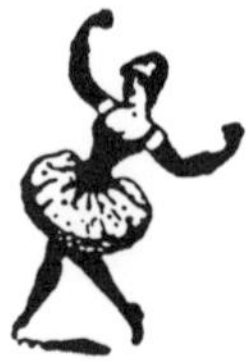

Es kommt ein rosenrotes Haus,
Daran das Stelzbein lehnt –
Wo Billardbälle klirren –
Das Gaslicht schminkt
Die Straßenplatte gelb . . . – – – – – – – – – – – – – – –
. . . .
Emma!! Aas, mein kleines Schwein, Prost!!!!!
Ich gieße
Rosenlikör auf meine Lebenslampe!!
– – – – – – – – – – – –
Es duftet nach Chlorblumen
Und seltsamsten Vögeln – –
Der Regulator sanft
Schlägt 11 $^{1}/_{2}$
Trompeter Du, von Säckingen (noch einmal bläst er!)
Oh trauter Abschied
Aus der Rosenlaube!

Es sind noch viele Leute wachend:
Der Maler, im einsamen Atelier,
Mit Artistenphotos an den Wänden,
Vor Leinwänden,
Vertieft in Strichgewirre,
Und taucht
Schwarzmagisch
Teufelsfeder in Tinte,
Umgeistert von summender Gaslichtbiene.
Auf dem Atelierfenster
Menetekeln Schlagschatten wüste Galgentänze,
Harlekinaden unter rotem Galgen – – –
Taumelig, aus dem Kitschkaffee,
Besoffenstes Schwein
Speit halbverdautes Abendmahl – – –
Gebete lispelnder Mordgeselle
Übergossen mit Vitriol, blaurot zerfressen – –
Der Schlossergeselle Don Juan –
Unbekannter mit Sammethose im Möbelwagen –
Fern schreit ein Mann um Hilfe –
Ha! Die Tätowierten ziehen die Villenstraße entlang,
Mit Schlagring und Revolver,
Zum Geldschrank.
Früh noch brennt die Glühbirne
Im Zimmer des Selbstmörders –
Und der Arzt stolpert schlaftrunken zur Entbindung –
Der D-Zug fährt kühl vorbei – –
Kommissare heben den Spielklub aus –
Schrill um die Ecke
Zischt der Browning – –
Und die Nähmaschine
Näht meterlange Trauerflore – – –
– – – – – – – – – – – – –
Die Nacht ist kobaltviolett.

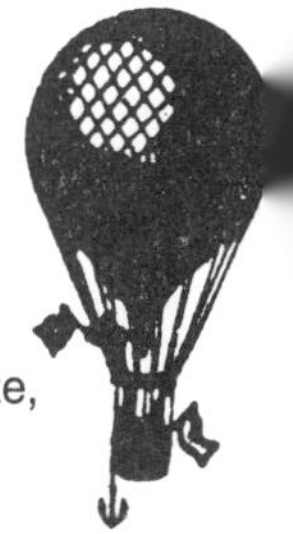

Der Maler trinkt Tarragona,
Rülpst und stopft sich seine Bulldoggpfeife.
Oh!! Ihr rauhen Berge!! Ihr Vorstädte!!
Ihr zerhackten Wüsten mit Neubauten!!
Ihr Sargfabriken! Ihr Friedhöfe
Umgrenzt von Brandmauern!
Oh!! Erinnern: an Laubenfeste spät am Abend
Die Lampionpapageien kreischten
Grammophonlieder.
Der alte Leierkasteninvalide sang,
Damals, zwischen Stangen und Karussels
Und Wahrsage-Zigeunerin:
Meier was haste für ne Badehose an
Badehose an – – –
Indes die Julinacht ganz warm
Wie eine Wolldecke über uns lag.

100

Der krumme Mond hing oben balanzierend,
Nachtwandelnd am Gasometer neben
Siemens & Halske
Und abertausend Sterne, funkelnd,
Und Kometen fielen.
– – – – – – – – – – – – –
Oder: Die Nächte an der See.
Wir zündeten Indianerfeuer an
Und rotbebluster Trapper mit Pfeife trat aus den
Tannen,
Wo sich der Hase scheuduckend verbarg –
Dann stiegen Raketen hoch
Und der Lotse fuhr aus,
Wo der Neptundampfer schwarz schwankte
Und die Sirene brüllte – –

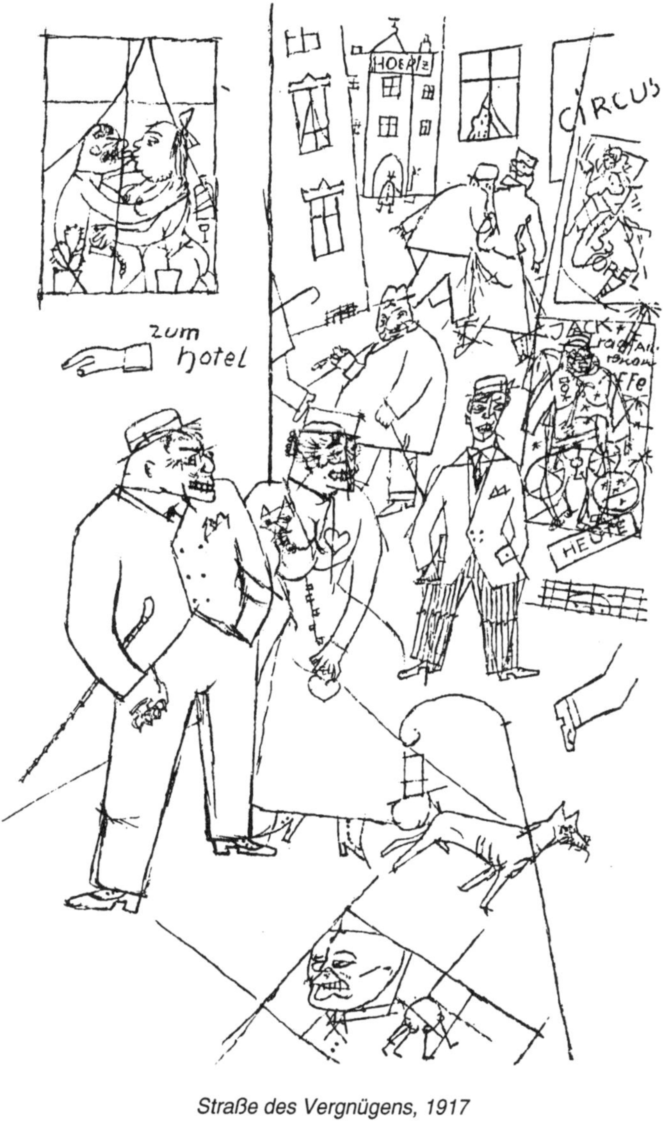

Straße des Vergnügens, 1917

Ahoi - i - Ahoi i i - i – – –
Hol up de Fock, leg an de
Achterlin', an de Backbordsid'.
– – – – – – – – – – – – –

*

Die schwedische Flagge
Streifte sich querrechts,
Und das Meer sang,
Fässer trudelten an,
Und abgebrochener Mast
Und kleine Korke – –
Der Himmel aber war violett und grün –
Und gelb leuchteten die Blinkfeuer von Jeseritz – –
Ein Zickzackblitz!
Fern aber fuhr das Klabauterschiff
Und hoch stand der weiße Gast
Auf dem Totenwrack – –

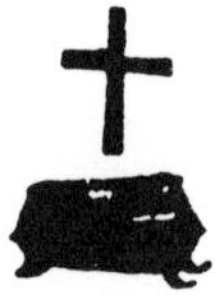

II
Klaviere klimpern von der Schultheiss-Ecke
Die große Weise mit,
Und die Reklametafeln –
Und die Papierfabrik
Und Häuser astigmatisch schief verzerrt –
Stets hinten
Torkelnde Laternen
Und Knatterzüge
Die Straße endlos, ebbt gen Neukölln auf
Kommis in Schwarz gehn stolz vorbei
Mit Simili-Manschettenknöpfen
Und schwarzer Dönte und bepickelt –
Der glatte Scheitel glänzt

Es flattern Hosen –
Und: immer näher johlt ein Mann
Und bricht an die Laterne –
Die Schnepfe leise lächelnd, untermalt
Mit Kobaltschatten
Balzt vorbei – parfümumwolkt,
Mit fettem Schenkel,
Unten Spitze dämmert –
Es kommt ein rosenrotes Haus
Daran das Stelzbein lehnt –
Wo Billardbälle klirren
Das Gaslicht schminkt die Straßenplatte gelb
Des Maurers Frau
Die Waschfrau in der Tüte
Schon wieder meckernd singt das Grammofon
„Von fernen Ländern wo vielleicht Citronen blühten"
Der Bahnhof annonciert sich lärmend
Signale leuchten überm Stellhaus
Der Wasserfilter rüsselkrumm ironisch
Der schwarze Mann da vorn läßt Gas nach Noten
Die Häuser torkeln westwärts immer näher
Und Asphaltwand mit mildem Kopf und Zigarette
Der Stummel glüht noch immer heimlich auf –
Ich trete in die rauchende Kaserne
Das Gaslicht brennt hier offner wie im Westen
Es schreit das Kind, das keine Milch bekam.

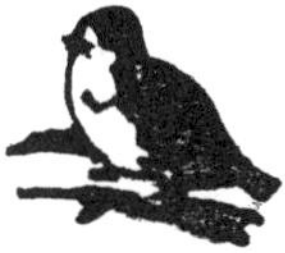

*

Von jemand Husten –
Treppen krumm, sehr oft getreten, bespuckt –
Da unten duftet warm ein Pferdestall –
Ein alter Stinkgreis mit der Volkszeitung.
Vorwärts –

Die Stadtbahn fährt ein wenig schrill
Doch bin ich ohne Musik im vierten Stock.
Zweizimmer –
Als hätte einer vergessen
Die Toilette zuzumachen.
Emmas dickes Schenkelbeinkleid hängt überm Herd
Als dufteten Chlorblumen –
Und seltsamste Vögel –
Die Zigaretten sind längst verraucht
– Durch die Lunge, die angefaulte –
Emma, Aas, mein kleines Schwein,
Prost!!!

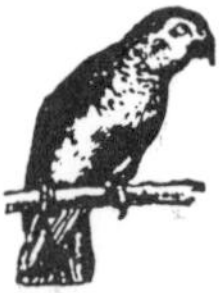

Ich gieße Rosenlikör auf meine Lebenslampe,
Unten versammeln sich die Rollwagen
Das Federsofa (Abzahlung 5 Mark)
Knarrt — denkt an den Rokokogroßvater
Prost Emma!!!
Es schwitzt sich so schön zu zweien — was?
Der Regulator sanft schlägt 11 1/2
– Trompeter du von Säckingen –
Noch einmal bläst er –
Oh, trauter Abschied aus der Rosenlaube!

*

Schwarz schlägt der Paletot ans Zuhältergebein
Rückenkrumm, schlagringfest
Mit scharfem Solingmesser gehts bergab
Mietskasernen tief
In die Pelzgeschäfte und Seidenhäuser
Oder Kohlenkeller
Nachher findet einer mal ein blutiges
Stück Taft oder einen Wollstrumpf
Oder die Rechnung mit Handabdruck.

Es kann auch sein, daß Emma ihn alle werden läßt.

Die Kasernenfronten böse und still –
Emma kreuzt wieder über den Fahrdamm
Gewaschen, gepudert und neu gekämmt –
Spätem Provinzler am Stettiner Bahnhof droht
Infektion.

III

– Ha, beinschwarz verschlammte Straßen,
Bizarr berußte Türmchenvillen aus fetter Gründerzeit.
Grün, erdig Bahndammwurm, Signale rot, es bläst,
Und Straßen, Straßen, Straßen – ein gelber Himmel
Gastanks, und die Fabrik und ausgestorbne Schulen,
Es gröhlen schwarz die Fenster –
Linoleum – die Bahnen kriechen dahin
An Tempelhof vorbei
Pferde stehen in Ställen, harmlos
Und immer böse Menschen, entartete, großhändig
mit Ballenfüßen
Qualmen Zigarren zu 10
Im Vorortgarten harkt die feiste Straßenbahn-
schaffnerin nach dem Gemüse
Das macht geil – auch die Hörnerziege ist da,
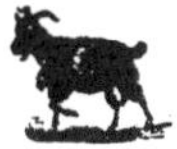
Angebunden, wenig Schmutzgraz herum
Grindig wie Schorf auf Krankenleib –
Und doch an Wänden – „bade zu Hause“ – bunt
Oh schöne Wachsfrau von 93 – lieblichstes
Reklamebild
Da man’s Panoptikum erfand
Die Straßenschranken
Immer wieder Einschnitt in Madengewimmel
Ich würde Beinschwarz verwenden –
Pfeifen die Lokomotiven, sausen die Transmissionen,

Schreien sterbende Säuglinge
Fabrikanten spekulieren in Stahlaktien –
Ha, der Kot wälzt sich fort –
Da kreischten Köpfe auf, rot aufspritzen
Elektrische Schreie – und Gottes Geist schwebt über
den Wassern –
Die Lichtreklamen blühen
Rheingold, Manoli, Steiners Paradiesbett
Der Antichrist kam wieder, er trägt Konfektion
Bei Aschinger – lotrecht stelzt weißer Kellner
angefault zwischendurch –
Menschtiere fressen Salate und Kriegswürste aus
Fischgemansch
Uringläser auf Holztischen –
In roter Fresse verloren bleibt dünner Zahnstocher
Es stinkt nach muffiger Hose und Kriegsbrot
Nach Soldaten, nassem Leder und 7-Pfennigzigarren
– in der Ecke
Der Hund – er beleckt sich – bläht rote Zunge
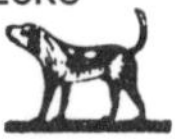
Ein fauler Zahn, ockerfarben, einsam verlassen
zwischen Mundwinkeln saugt die Holländer
Oh, Bayerns blau und weiß gestreifter Anus der
Buffetdame – und doch:
Inmitten böser Gerüche – fettabsondernder Genicke
und Leiber
Der Spiegelpavillon, knisternd, kristallisch
Und Würste – dampfend –
Ich werde ein Porter trinken – nebenan:
Straßen schimmern herein
Die Uhr ist 10 1/2 – um 11 kommt Frieda
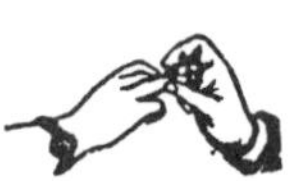
Mit dem Lackhut aus der Wormserstraße
Es heißt noch Mumm in die Knochen kriegen
– Ach! ja! – die Streichholzalte kräht wie ein
Turmhahn

Pupenjungen ziehen balzend vorbei
Einer spiegelt kokett bei Hartwig & Vogel
Seine Streifhose im Spiegel – zwei fröhliche
Perlmutterknöpfe grinsen –
Über dem Bahnhof ist Ultramarin
Gelbe Postcyclonette, Fernsprechautomat,
Es riecht zum Kotzen – ich würde gebrannte Sienna
auf die Palette drücken.
Frieda kommt nicht – ein karrierter
Herr stolpert mich an – zwei Pupen von
Vorhin lächeln – Briefträger Möhlmann aus Südende
In Zivil mit Frau und Kindern – ich bestelle
Mir einen Wermuth – Players Medium
Die Straße wimmelt von Menschen, banal
Schwarz –
Banal, monoton – es tröpfelt.

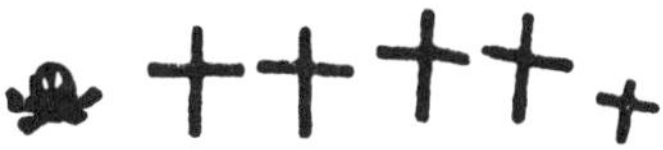

Abb. rechts: Querschnitt, 1919/20

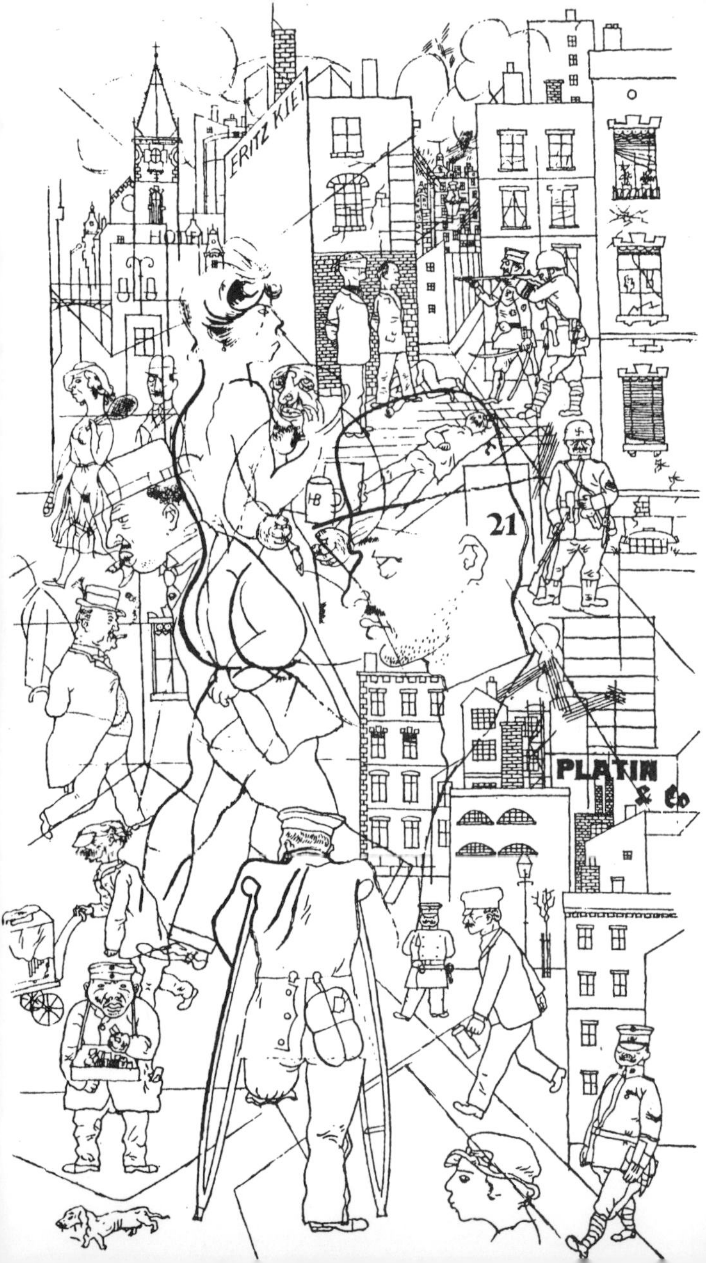
FRITZ KIET
HB
21
PLATIN
& Co

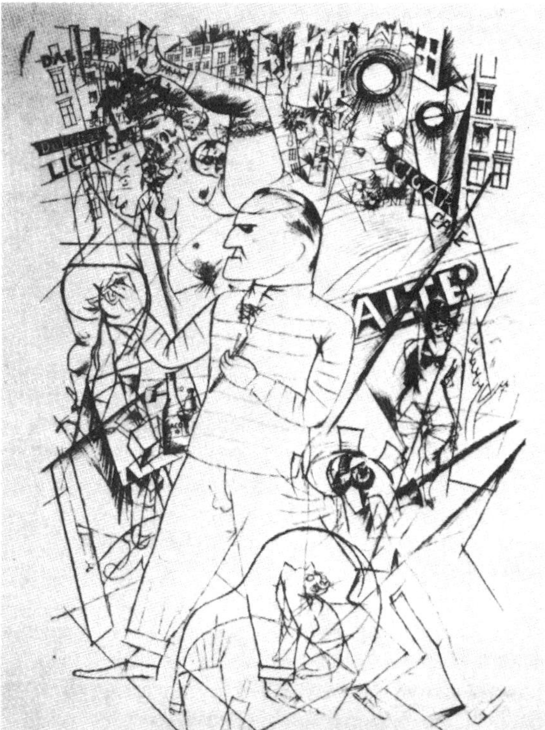

Selbstporträt (für Charlie Chaplin), 1919

Kunst-Manifest

Die Titulierung „Künstler“ ist eine Beleidigung.
Die Bezeichnung „Kunst“ ist eine Annullierung der menschlichen Gleichwertigkeit.
Die Vergottung des Künstlers ist gleichbedeutend mit Selbstvergottung.
Der Künstler steht nie höher als sein Milieu und die Gesellschaft derjenigen, die ihn bejahen. Denn sein kleiner Kopf produziert nicht den Inhalt seiner Schöpfungen, sondern verarbeitet (wie ein Wurstkessel Fleisch) das Weltbild seines Publikums.

Dada Plakat

Extrablätter fiegen hoch! Friede
Im Westen regnets Granaten
Und zerfetzte Soldaten
Im Pavillon Mascotte wird viel Sekt konsumiert
Heimlich tanzt Lieschen im Kunstclub –
GESTEIGERTE TURBULENZ DER WELT!
rede UND Gegenrede!
!!Mut: den widersinn des daseins zu BEJAHEN!!
!!den GIGANTISCHEN Weltenunsinn!!
Gelang vom Hinterteil der Welt!

Abb. nächste Seite: Der Schuldige bleibt unerkannt, 1919

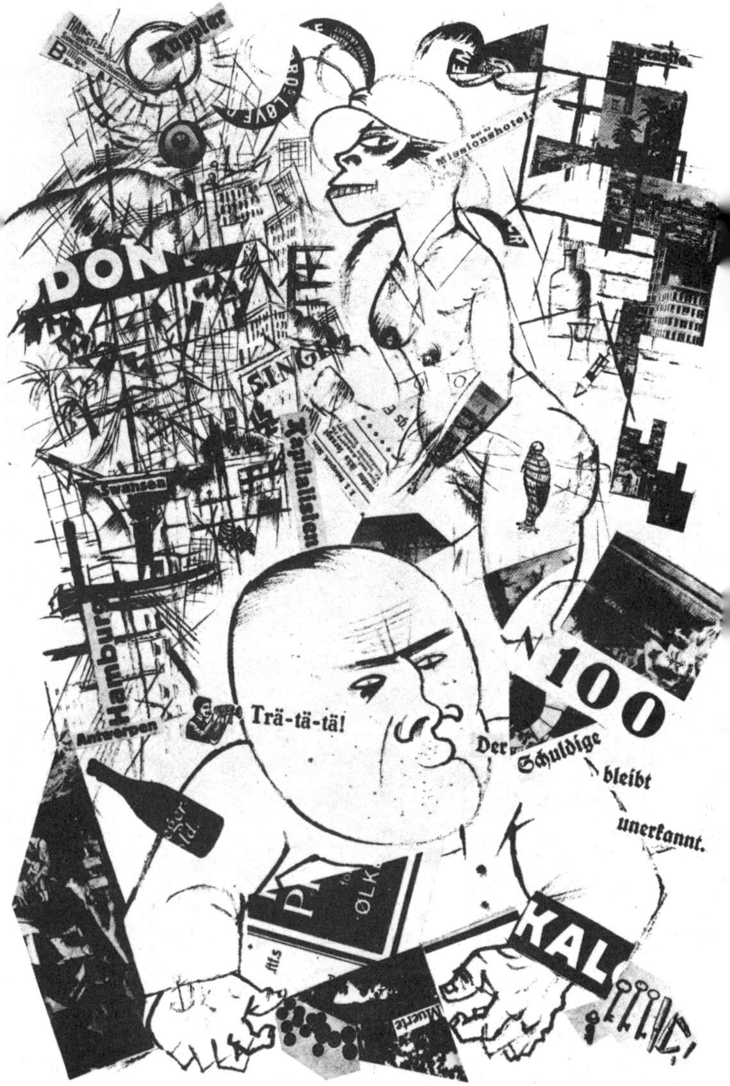
Kuppler
Missionshotel
DON
SING
Kapitalisten
Swansea
Hamburg
Antwerpen
Trä-tä-tä!
100
Der Schuldige bleibt unerkannt.
KAL

Kunst und Wissenschaft

Künstlerisch waren wir damals „Dadaisten".
Wenn das überhaupt etwas zum Ausdruck brachte, so war es eine schon lange gärende Unruhe, Unzufriedenheit und Spottlust. Jede Niederlage, jeder Umbruch zu einer neuen Zeit gebiert derlei Bewegungen. In einer anderen Epoche hätten wir ebensogut Flagellanten sein können.
Dada, soweit ich seine Geschichte kenne, kam aus Zürich. Dort hatten im Krieg ein paar Dichter, Maler und Musiker das Cabaret Voltaire gegründet. Hugo Ball leitete es, mit Hilfe von Richard Hülsenbeck, Hans Arp, Emmy Hennings und ein paar anderen internationalen Künstlern. Das Programm war nicht eigentlich politisch, es war modern futuristisch. Den Namen Dada fanden Ball und Hülsenbeck, als sie willkürlich ein französisches Lexikon aufschlugen und blind auf ein Wort zeigten. Das Wort war zufällig dada, das heißt Schaukelpferdchen.
Hülsenbeck brachte Dada nach Berlin, wo die Sache sofort politische Züge annahm. In Berlin wehte ein anderer Wind. Die ästhetische Seite wurde zwar beibehalten, aber immer mehr durch eine Art anarchistisch-nihilistischer Politik verdrängt, deren Hauptwortführer der Schriftsteller Franz Jung war. Jung war eine Rimbaudfigur, eine kühne, vor nichts zurückschrekkende Abenteurernatur. Er gesellte sich zu uns, und als der Gewaltmensch, der er war, beeinflußte er sofort die ganze Dadabewegung. Er war ein starker Trinker und schrieb auch Bücher in einem schwer lesbaren Stil. Berühmt wurde er für ein paar Wochen, als er mit seinem Helfer, dem Matrosen Knuffgen, mitten in der Ostsee einen Dampfer kaperte, ihn nach Lenin-

grad steuern ließ und ihn den Russen schenkte – zu einer Zeit, in der schon jeder vom bevorstehenden Sieg der Kommunisten sprach und in Deutschland kaum noch eine richtige Obrigkeit existierte.

Jung tat selten etwas direkt; er hatte immer einige ihm auf Tod und Leben ergebene Vasallen um sich. Wenn er betrunken war, schoß er mit seinem Revolver auf uns wie ein Cowboy aus einem Wildwestfilm, und sein Leben verdiente er sich als eine Art Börsenjournalist, gab auch einmal in seinem eigenen Verlag eine Zeitung heraus, die sich mit ökonomischen Fragen beschäftigte. Er war einer der intelligentesten Menschen, die ich je getroffen habe, aber auch einer der unglücklichsten.

Als Dadaisten hielten wir „Meetings" ab, bei denen wir gegen ein paar Mark Eintrittsgeld nichts taten, als den Leuten die Wahrheit zu sagen, das heißt, sie zu beschimpfen. Wir nahmen kein Blatt vor den Mund. Wir sagten: „Sie alter Haufen Scheiße da vorne – ja, Sie dort mit dem Schirm, Sie einfältiger Esel", oder „Lachen Sie nicht, Sie Hornochse!" Antwortete einer, und natürlich taten sie das, so riefen wir wie beim Militär: „Halts Maul oder Du kriegst den Arsch voll!" und so weiter, und so weiter ...

Das sprach sich schnell herum, und bald waren unsere Meetings und unsere Sonntagvormittagsmatineen ausverkauft und voll von sich amüsierenden und sich ärgernden Menschen. Es ging so weit, daß wir ständig Sipos im Saal haben mußten, weil es dauernd Schlägereien gab. Später wurde es so toll, daß wir immer bei der zuständigen Polizeistelle um eine Sondergenehmigung einkommen mußten. Wir verhöhnten einfach alles, nichts war uns heilig, wir spuckten auf alles, und das war Dada. Es war weder Mystizismus

noch Kommunismus noch Anarchismus. All diese Richtungen hatten ja noch irgend ein Programm gehabt. Wir aber waren der komplette, pure Nihilismus, und unser Symbol war das Nichts, das Vakuum, das Loch.

Zwischendurch machten wir „Kunst". Aber das ging meist so vor sich, daß der „Kunst-Akt" unterbrochen wurde. Kaum fing etwa Walter Mehring an, auf seiner Schreibmaschine zu klappern und etwas von sich dazu vorzutragen, da kam schon ich oder Heartfield oder Hausmann hinter der Bühne vor und rief: „Aufhören! Du willst doch den Schafsköppen da unten nicht etwa was vormachen?" Oft wurde so etwas vorbereitet, aber öfter war es improvisiert, denn da immer einige getrunken hatten, gab es auch zwischen uns beständigen Krach, der dann einfach coram publico auf offener Bühne seinen Fortgang nahm.

So etwas wie die bildende Dada-„Kunst" hatte es bisher noch nicht gegeben. Es war die Kunst (oder auch die Philosophie) des Müllkastens. Der Führer dieser „Schule" war ein gewisser Schwitters aus Hannover, der sammelte alles, was er beim Spazierengehen oder sonst auf Schutthaufen, in Kehrichttonnen oder Gott weiß wo fand: verrostete Nägel, alte Putzlappen, Zahnbürsten ohne Haare, Zigarrenstummel, alte Fahrradspeichen, einen halben Regenschirm. Alles, was der Mensch als nicht mehr brauchbar weggeworfen, fand in Schwitters einen Sammler und wurde von ihm auf alten Brettern oder Leinwänden zu kleineren, flachen Müllhaufen geordnet, angeklebt oder mit Draht und Bindfäden befestigt, dann als sogenannte „Merzkunst" ausgestellt und auch gekauft. Viele Kritiker, die durchaus mitmachen wollten, priesen diese Art von Fopperei des Publikums und nahmen sie tod-

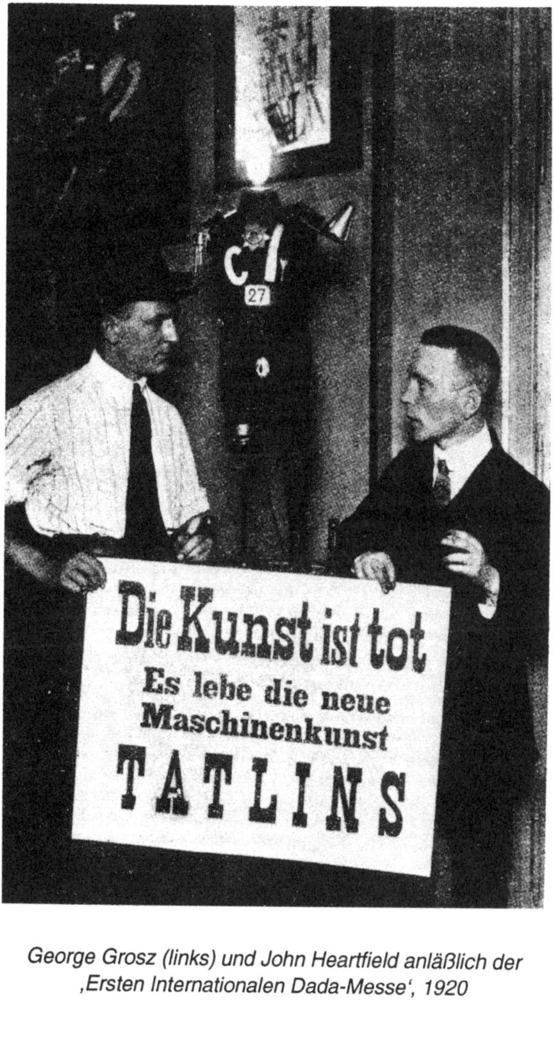

George Grosz (links) und John Heartfield anläßlich der ‚Ersten Internationalen Dada-Messe', 1920

ernst. Nur das gewöhnliche Volk, das von Kunst nichts versteht, reagierte normal und hieß die Dadakunstwerke Dreck, Mist und Müll – woraus sie ja auch bestanden.

Ein Hauptwerk der Schule war eine Riesenplastik, die „Deutschlands Größe und Untergang in drei Etagen" hieß und in Wirklichkeit nichts weiter war als was herauskommt, wenn man alle möglichen Abfälle auf einen Haufen zusammenkarrt und willkürlich durcheinanderschüttet. Dieses „Denkmal" war das Werk eines gewissen Baader, der den Titel Oberdada trug. Dieser hatte sich einst in mystischer Weise mit der Erde vermählt, war leicht religiös wahnsinnig und vollkommen größenwahnsinnig – ein richtig Verrückter; aber in jener sonderbaren Zeit unterschied er sich kaum von uns anderen Dadaisten, vielleicht nicht einmal von mir. (Wenigstens nicht nach der Ansicht des netten Stabsarztes, der mich beim Militär untersuchte und meine Zeichnungen „total verrückt" fand, jedenfalls verrückt genug, um mich einer sogenannten Idiotenprüfung zu unterziehen. Aber ich beantwortete alle idiotischen Fragen tadellos ...) Baader hatte auch das „Dadacon" verfaßt, das gewaltigste Buch aller Zeiten, größer als die Bibel, das aus Tausenden von großen, nach Photomontagemanier zusammengeklebten Zeitungsseiten bestand. Diese Methode war benutzt worden, um beim Durchblättern des Buches ein Schwindelgefühl zu erzeugen – „denn", sagte Baader, „erst wenn sich einem alles im Kopfe dreht, kann man das Dadacon begreifen".

Dies also war unser Oberdada, aber auch wir anderen hatten Titel und Funktionen. Ich zum Beispiel war der „Propagandada", was zwischen dem Namen und dem kleingedruckten Satz „Wie denke ich morgen?" auf

meiner Visitenkarte stand. Ich hatte Parolen zu erfinden, die der guten Sache des Dadaismus nützen sollten. Etwa: „Dada ist da", oder „Dada siegt", oder „Dada, Dada über alles!" Wir druckten diese Parolen auf kleine Zettel, und bald waren Schaufenster, Kaffeehaustische, Haustüren und dergleichen in ganz Berlin damit bepflastert. Es war wirklich besorgniserregend. Die „B.Z. am Mittag" brachte einen ganzen Artikel über die dadaistische Gefahr. Treppauf, treppab, rechts und links, oben und unten klebten wir unsere Zettel. Wenn der Kellner bei Kempinski, damals das Stammlokal der wohlhabenderen Dadaisten, den Tisch abräumte, nahm er unsere verrückten Parolen auf leeren Tellern und Flaschen und auf den Havannazigarrenkisten mit. Selbst auf seinen wehenden Rockschößen las man oft: „Dada, tritt mich in den Steiß, das hab ich gerne!"
Es war natürlich mehr daran als nur ein Jux. Worauf es ankam, war, sozusagen im tiefen Dunkel zu arbeiten. Wir wußten nicht, was wir taten; uns war, als rührten wir mit langen Stöcken im Schmutz einer Pfütze herum, ohne jeden Zweck. „Dada ist sinnlos" war auch eines unserer Schlagworte, und eben das brachte die Leute gegen uns auf. Eine neue Bewegung müsse doch irgend einen Sinn haben, meinten sie. Wir aber sagten: „Nee, seht mal, wir rühren bloß im Dreck herum" – als ob das einen Sinn hätte.
Zur Dada-Bewegung in Deutschland gehörte ferner mein Schwager Schmalhausen. Als sogenannter Dadaoz ist er in die Dadahistorie eingegangen; auch den Titel Dada-Diplomat führte er und war als solcher mir, dem Propagandada, attachiert. Er war von Natur aus ein Perfektionist; stets sehr elegant angezogen, mit scharf gebügelten Hosen, steifem englischem Hut,

Stock und gelben Handschuhen, brachte er eine weltmännische Note in unsere Veranstaltungen.
Ein anderer, der sich zu uns gesellte, war mein alter guter Freund Rudolf Schlichter. Er ist einer der belesensten Maler, von geradezu enzyklopädischem Wissen. Damals war er von seiner heutigen religiösen Einkehr noch weit entfernt und voller Widersprüche. Er hält seine Kunst für die eines Außenseiters, aber für mich ist er das keineswegs. Ich sehe in seinen Werken eher die Fortsetzung einer „romantisch-deutschen, mittelalterlichen“ Tradition. Auf jener ersten internationalen Dada-Schau 1919 in Berlin in der Galerie Burchardt trat er jedoch nicht als Maler oder Zeichner, sondern als ultrarealistischer Bildhauer hervor. Seine lebensgroße und ebenso lebenswahre Figur eines Generals, die unsichtbar befestigt hoch an der Decke über den Köpfen der erschreckten und aufgebrachten Besucher schwebte, würde Castans Panoptikum Ehre gemacht haben.
Alle diese seltsamen Gebilde, Klebebilder, Montagen lösten damals eine richtige Schockwirkung auf das Publikum und die öffentliche Meinung aus. Besonders verärgert waren die modernen Künstler, weil hier nichts mehr ernst genommen oder respektiert war. Selbst die Avantgarde wurde verhöhnt. Die ganze Veranstaltung ist dann bald unter Anklage gestellt worden, und Dr. Burchardt mußte die Ausstellung schließen und obendrein Strafe zahlen.
Wir hatten auch reiche Freunde, die einen Spaß vertragen konnten und sich ganz gerne von den legendären Dadaisten hochnehmen ließen. Ich besinne mich auf einen, der hatte eine Grunewaldvilla und tief darunter einen fabelhaften Weinkeller mit ganzen Straßenzügen aus Fässern und Kisten voll der erle-

sensten Weine. Diese unterirdischen Weinstraßen hatte er nach seinen Dadakumpanen benannt (so lief zum Beispiel die George-Grosz-Gasse zwischen den Sherryfässern hindurch) und fuhr in ihnen auf einem Motorrad mit Scheinwerfern spazieren. Ein eigens angefertigtes Riesenfaß hieß das Dadafaß und enthielt einen herrlichen Piesporter, den Kenner unter uns als ein durchaus „dadaistisches Weinchen" zu rühmen wußten.

Ein gewisser Dr. Döhmann, seines Zeichens Hautarzt und also kein Dadaist im orthodoxen Sinne, war unser Hauskomponist. Seine Dadatöne wurden nie zu Papier gebracht, er improvisierte nur. Außerdem schrieb er unter dem Namen Daimonides groteske Gedichte und war einer der wenigen, die Jazzmusik auf dem Klavier spielen konnten. Mit Daimonides ging ich eines Abends ins Hotel Adlon; das war 1919 das Hauptquartier der amerikanischen Journalisten. Es war eine „party" im Gange. Der Gastgeber, der Benny genannt wurde, saß mit untergeschlagenen Beinen auf dem Klavier und spielte auf seiner Geige: „Everybody shimmies now –". Seine Frau begleitete ihn. Überall standen Gläser und stummelgefüllte Aschenbecher; auf dem Tisch standen Havannas, Zigaretten, zwei langhalsige Rheinweinflaschen auf Eis, eine viertelvolle Flasche Black & White und eine Flasche Kognak. Von einer Riesenblechdose beim Klavier hieß es, sie enthielte Schiffszwieback. (In Deutschland war noch alles rationiert.) Später wurden Taxis bestellt, und wir fuhren alle in ein geheimes Tanzlokal an der Weidendammer Brücke; gegen vier dirigierte Benny dort die Salonkapelle und instruierte den Klavierspieler im Ragtime.

Dieser Amerikaner hieß Ben Hecht und war vielleicht

der erste, der nach dem Krieg nach Berlin kam außer den Militärs von der Ententekommission. Eine große amerikanische Zeitung bezahlte ihm viele Dollars, um an Ort und Stelle zu sehen, ob wir wirklich so scheußlich seien, wie Raemaekers uns abgemalt hatte, und ob unsere neue Republik auch eine richtige Republik sei und kein neuer Trick des deutschen Generalstabs – zirkulierten doch schon Gerüchte, daß gar nicht der Kaiser nach Holland weggelaufen sei, sondern ein von Ludendorff geschickt gewählter Doppelgänger, und daß Ludendorff bereits als einfacher Erdarbeiter in einem alten, zu diesem Zweck hergerichteten Bergwerk die Gegenrevolution inszenierte. Man munkelte von ganzen Infanterieregimentern, die beim Ausbruch der Revolution glatt im Erdboden verschwunden und nicht mehr aufgetaucht seien; Erklärungen, die dies auf die neuen, schweren Granaten zurückführten, deren Trichter die Infanteriegruppen einfach verschlungen hätten, ließ man nicht gelten. Das Volk liebte nun einmal Märchen und Legenden. Es half nichts, daß die neuen Herren sich mit Statistiken und billigem Marxismus sehr bemühten; das Volk wollte das Unbegreifliche mythisch erklärt haben. Aber im Augenblick war keiner da, der das konnte – die großen Wachträumer kamen erst später auf ... Und um dieses Dunkle, was ja immer um mein Volk, das deutsche Volk sein wird – um dieses Dunkle zu ergründen und klipp und klar darüber zu berichten, dazu war Ben Hecht gekommen.

Wir wurden bald gute Freunde. Er nahm als Ehrengast an einer berühmten Dadaveranstaltung teil: einem Wettrennen zwischen 6 Schreibmaschinen und 6 Nähmaschinen, verbunden mit einem Schimpfturnier. An diesem Abend wurde ihm auch die „Uhr-

kunde“ eines „Ehrendada“ verliehen – ein schwarz angemaltes, zur Hälfte mit Sand gefülltes Bierseidel; doch bei der jeder Dadaaufführung folgenden Schlägerei zwischen Dadaisten und empörten Zuhörern wurde das Symbol dem zusehenden Ben entrissen und als Hiebwaffe benutzt, wobei es leider in Scherben ging. Ein neues Ehrenbierseidel durften wir Ben nicht geben; nach den strengen, im Dadacon niedergelegten Regeln der Bewegung konnte das erst nach Ablauf einer Zeit von 65 Jahren geschehen ...

Das Dadacon wurde später Ben zum Kauf angeboten, zu dem außerordentlich billigen Preise von 25.000 Dollar. Er wollte aber nur die Hälfte bezahlen, und nach langem Hin und Her zerschlug sich das Geschäft. Das Dadacon soll schließlich vom Oberdada in der Nähe seines Hauses in Lichterfelde-Ost vergraben worden sein.

Ben Hecht ging nach Chicago zurück, schrieb erfolgreiche Bücher, verachtete den Literaturbetrieb, wandte sich zum Film und wurde einer der höchstbezahlten Drehbuchautoren Amerikas, mit dem Beinamen „der Shakespeare von Hollywood“. Wenn ich von Jahr zu Jahr einmal mit ihm zusammenkomme, tauschen wir immer erst ein paar Erinnerungen an Berlin aus – an das verrückte, verkommene, phantastische Berlin gleich nach dem ersten Kriege.

Ladies and gentlemen ! !
jeder hat Zutritt!

Nur nähertreten!! . . . nur nähertreten!! . . .
Schon beulen sie den Weihrauchkessel ein.
Nervös rutscht das weiche Gesäß hin und her!
. . . .
Ja! Wenn nicht sämtliche Flöhe an Schlingen lägen! . . . .

Man muß Kautschukmann sein!

Ja, Kautschukmann sein – eventuell den Kopf zwischen die Beine stecken oder durchs Faß springen – und spiralig in die Luft schnellen! sieh, ein Paragraph rempelt Dich an,
eine Affiche,
ein Flohzirkus . . . .
(sämtliche Flöhe liegen an Schlingen – desertiern ausgeschlossen – Springen von Flöhen auf Kommando, Parademarsch der Flöhe . . . .)
Immerhin wichtig ist, das Gleichgewicht zu behalten!
Wo vordem die gotische Kirche, messelt sich heute das Warenhaus hoch –!
– Die Fahrstühle sausen . . . Eisenbahnunglücks, Explosionskatastrophen . . . .

– quer durchrast der Balkanzug Mitteleuropa,
doch gibts auch Baumblüte und Edelmarmeladenrationierung . . . .
Wie gesagt, Kautschukmann sein
beweglich in allen Knochen
nicht blos im Dichter-Sessel dösen
oder vor der Staffelei schön getönte Bildchen pinseln.

Den Bequemen gilts zu stören
beim Verdauungsschläfchen
ihm den pazifistischen Popo kitzeln,
rumort! explodiert! zerplatzt! – oder hängt euch ans Fensterkreuz . . . .
Laßt euren Kadaver in die Branntweingasse baumeln!
Ja! Wieder elastisch werden, nach allen Seiten höchst federnd – sich verbiegen – anboxen! Kinn- oder Herzgrubenhieb!

Kannst Du radfahren 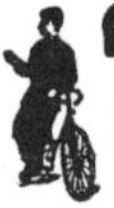 ?

Zu den reinsten unverbildeten Erklärungen und Dokumenten unseres Lebens gehören jene Bilder auf den Rückfronten der Häuser, diese Erlasse des Kaufmanns (des wahren Herrn dieser Zeit) – von unerhörter Sachlichkeit vorgetragen, gigantisch eingeätzt wie auf alten Pyramiden, pressen sie das psychologische und formale Erleben des in knallendem Stadtbahnzug Dahinrollenden. Fabelhaft bunt und klar, wie nie ein Tafelbildchen, – von kosmischer Komik, brutal, materiell, bleichsüchtig, verwaschen – drohend und mahnend gleich Ragtimestepptanzmelodie immer wieder sich ins Gehirn bohrend –

Das gröhlt in einem fort!

Zwingt uns zum prallenden Marineblau, zu Grellrots (ganze Straßen Buchstaben), Varietégrün, Spezialitätengelb, Wollwarengraus, und fistelndes Rosa –

Moziationen tauchen auf . . . .

Champagner-Flasche – der Korken knallt davon, ho! ho! *Sekt Schloss Vaux.*

Ich, Dannemann-Zigarre schief im Maul, Zeitung – vor mir knerzen die Knattermotore – hart überholt nach Backbord der rote Autobus!

Ho! Ho! schon wider brüllen die Häuserwände: Regie-Zigaretten, ***Satrap***, **Palast-Hotel**, Teppich-Thomas, **bade zu Hause**, **Steiners Paradiesbett** . . . . . ho! . . . . . *Sarg's Kalodont* *Passage-Cafe* . . . . **AEG** . . . . **Ceresit.**

z.B., vom Training kommend, am Punching Ball . . . . .

Den Joe hiebst Du nieder.

z.B., Du segeltest fabelhaft in die Chausseen, eben noch flog Dir der Fußball an die klemmerlose Nase, Du hingst oben im Aeroplan unter der Bergsonne –

zwischen den Stämmen knallte Deine Winchesterbüchse (Gott ließ ja Eisen wachsen, bravo)

Abends in den Asphaltbrüchen, in Geldsack-Hills, zwischen Porter-Bierplakaten, oder an der Bar bei Kantorowicz, in Zooquellen oder pikfein mit steifem Hemd aalglatt bei Adlon, strömendes **Pils Coctails Ersatz** und Agoston, **Apollotheater** und Kinohäuser . . . . und dem Treiben der beiden Herzfelder! . . . .

Sag mal!? – . . . . **graults Dir** da **nicht** in den
Kunstsalons? in den
Ölgemäldegalerien . . . . ?
in den literarischen Soiréen . . . . ?

Liebe Leser! Ein guter Fußballspieler enthält immerhin eine ganze Menge Wert – obwohl er nicht dichtet, malt und Töne setzt!

Bleibt die Frage?

Kennst Du Schiller und Goethe –? – ja!

Aber kannst Du radfahren?

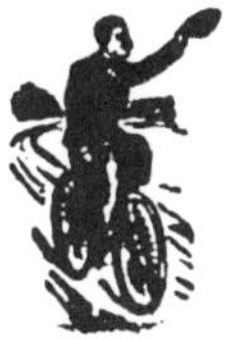

Der Lattentanz.
Auftritt des Zotendichters:

es bebt bereits der Lenz mir in den *Knochen*
die Latte steht, des Arschlochs Kerbe dampft
ein Schreinermägdlein kam beinah in *Wochen*
wir wollen morgen Sagosuppe *kochen* –!
– hoho! Berlin! „von Portweinflaschen überpinkelt"
dein graues Afterantlitz zetert von Benzin –
– wenn ich nur wieder vögeln könnte –!
ein Hoherpriester prunst mit einer Ente.
was sagt Therese immerfort? – „Dein Sperma ist wie
Talk?"
a hem! komm her mein lieber Schatz, wir tanzen
cakewalk!

So geht das Leben aus und ein und ein und aus und
ein
der Schatterbox, jedoch, nanu, der fickt mit einem
Schwein!
manch großen Reiches Herrlichkeit geht, denkmal,
plötzlich flöten –
das Kinderfräulein spielt mit Schneid an Willys
Schülerklöten –
mein Kopf der ist 'ne Blase, 'ne Blase, 'ne Blase –!!!!
– voll Zoten – voll Zoten – voll Zoten – holdrio! holdrio!
„drunt' im Unterland, da ist's halt scheen" (the big
sackjucker!)

O Lise Deine weißen Schenkelpolster!
mein Kopf der torkelt langsam drüber hin –
mein Glied, ein Kompaß, zeigt extrem gen *Osten*
(ein dicker rosenroter geiler *Pfosten,*
steht in des Leibes Mitte starr und aufrecht *Posten)*

sieh da! Der Zotendichter lacht sich krumm und schief
ho! ho! – hi! hi! – ha! ha! – ho! ho!
es ist bereits halb *sieben* –
ach Olga! mach die Beine breit,
wir woll'n ne Nummer *schieben*!
sie schoben tief und *tiefer*
er schob sogar den Kopf herein bis an den Ober*kiefer!*

Fortsetzung demnächst

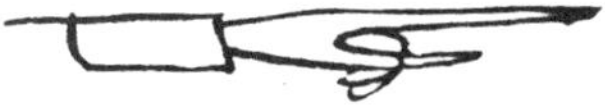

Ach knallige Welt, du Lunapark,
Du seliges Abnormitätenkabinett,
Paß auf! Hier kommt G r o ß,
Der traurigste Mensch in Europa,
„Ein Phänomen an Trauer."
Steifen Hut im Genick.
Kein schlapper Hund!!!!
Niggersongs im Schädel,
Bunt wie Hyazinthenfelder,
Oder turbulente D-Züge,
Über rasselnde Brücken knatternd
Ragtimetänzer,
Am Staketenzaun wartend mit der Menge
Auf Rob. E. Lee.
– –

Gesang an die Welt (Auszug)

[...]
Was erfanden sich die Menschen?
Das Fahrrad – den Fahrstuhl – die Guillotine, die
Museen,
Das Varieté – das Frackhemd – das Panoptikum,
Die dunkle Manilla – – –
Die grauen Steinkästen
Und flimmernde Sonnenschirme
Und die Faschingsnächte
Und die Masken – – – – –
Seht!! Zwei Affen tanzen Schuhplattler im Varieté.
Hoch knallt die Sketch-Pistole
Und lammfromm kriecht der Masoch ins Geschirr.
Straßen klappern – – Horizonte dampfen – –
In Oberschlesien hämmern die Kohlengruben –
Hallo: Die Tätowierten!
Hallo! Ich bin *Petropolis* der Kautschukmann!
– –
Summend und säuselnd vergast Mutis Lebenslicht
Zwischen Steinklötzen und morschen Möbeln.
Selbstmörder haben sich in die Bäume gehängt –
dutzendweise.
Verirrte Masturbanten flattern auf.
Furchtbares Verbrechen an einer Witwe in der
Apothekengasse!
Die Kriminalität steigt,
Die Peripherie biegt sich vor Lachen –
– –
Prost, Max! Oben läuft die menschliche Fliege auf
Glasplatten!!
Bewegung!
Einheizen!

Portwein, schwarz etikettierter, her –
Heidonc, en avant!
L'homme masqué!!!!
Georges le Boeuf!!!!
Champion of the world!!!!
Der Knallspektakel!!
Das Banknotengeflüster!!
Hallooo!!!
Die Ermordung Jaurès!!
Die Explosion der Radrennbahn!!
Der sensationelle Wolkenkratzerbrand!!
Das neue Attentat der Telephonmänner!!
– –
In Hinterzimmern liegen blutige Säcke rum,
Ach kommen Neunjährige nicht mehr wieder,
An Wochentagen knallt dir ein Soldatenschuß in den Unterleib,
Die Bewegung geht weiter. –
– –
Tausende sterben, ohne den Golfstrom je zu sehen.

Abb. rechts: Schönheit, dich will ich preisen, 1919
Abb. Seite 58: Nachtcafé, 1915

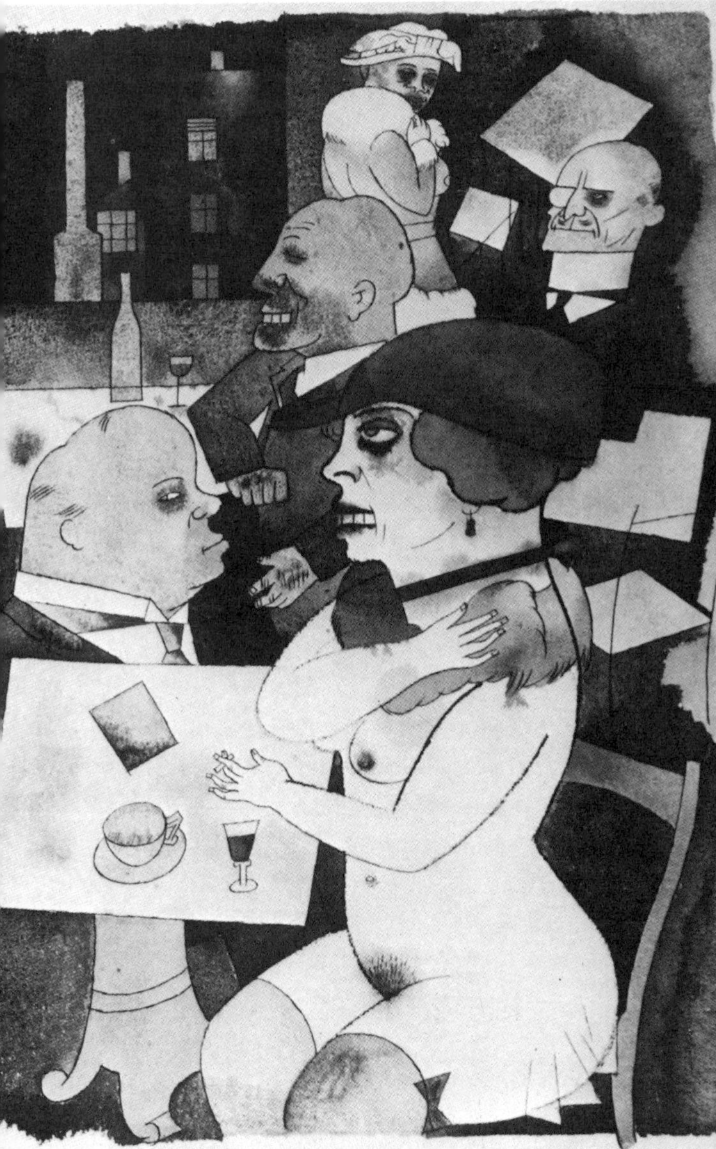

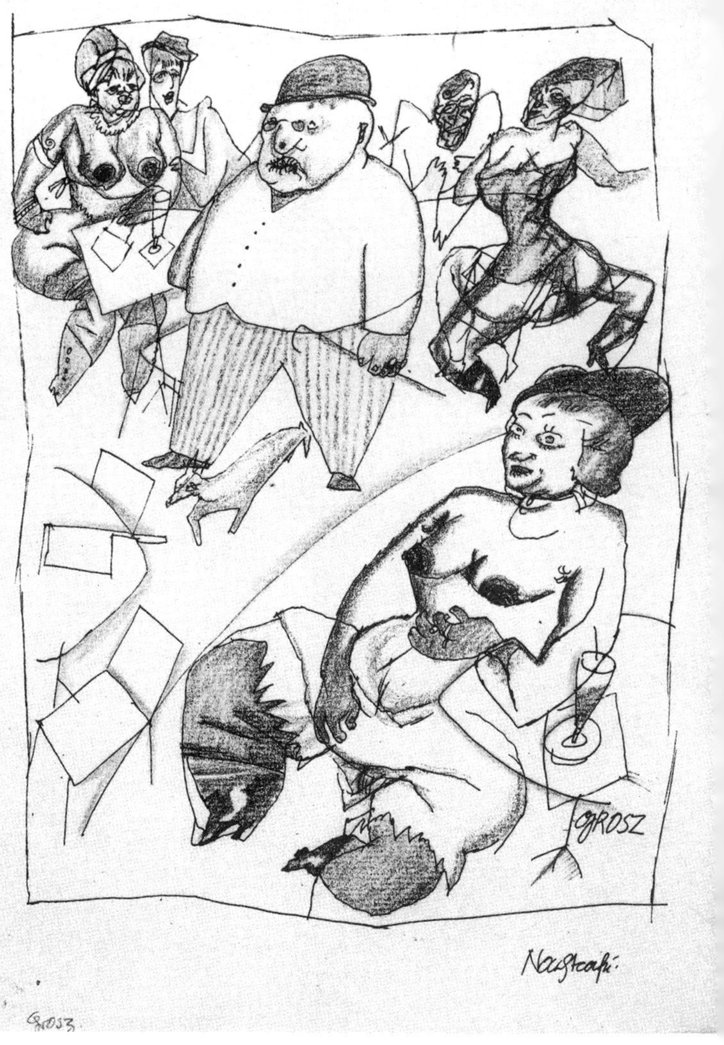
GROSZ
Nachtcafé.
GROSZ

Nachtcafé

Mädchen singen gellend
Musiker geigen
Irgendwo sitzt ein Soldat, der schläft.
Eine sagt: Miezeken, ick jehe mir einen Mann suchen!
Hüften hängen wie reife Trauben über die Kanten der
Stühle

Sadisten lechzen nach Hiebe
Junge Männer, Zuhälter
Mädchen, Amerikaner, Soldaten
Neger und eine 18jährige Kellnerin.

Kaffeehaus

Cognac, Whisky, Schwedenpunsch,
Ich sehe entsetzliche Masken!!
Bin umschnürt von Korallen-Ketten roter Köpfe
– Doch der Himmel ist nahe –
Und gipsene Engel sind vom Plafond gestiegen.
Die blasen mit ihren Schalmeien
Nun – all des Negers Sehnsüchte, –
– Sie haben grüne Zähne und irgendwo ist die Bronze
abgeplatzt.
Gaslampen sind Bälle, von jemand in die Luft
geworfen
Und hängen wie blödsinnig
– Immer in denselben Räumen –
Ich bin wie ein Kind in tausend Lunaparks
Und wie Bandstreifen, Film
Dreht sich rot und gelb,
Und Tische verändern Farbe und Form

Und wandeln spazieren –
Zwischen den dicken Schenkeln der Frauen und
weißen Blusen.
Einer kurbelt fortwährend.
Mein Tisch ist ein ovales Stück Marmor,
Kreise werden Eier –
Und Noten werfen wie Schrotschüsse kleine Löcher in
mein Gehirn.
Die Engel aus Gips sind verschwunden,
Er sagt, sie sind in der ersten Etage und spielen Billard
– Die Stunde eine Mark – !!
Herr Ober!! – bitte Selterwasser –
Ich bin eine Maschine, an der der Manometer entzwei
ist –!
Und alle Walzen spielen im Kreis –
Siehe: *wir sind allzumal Neurastheniker!*

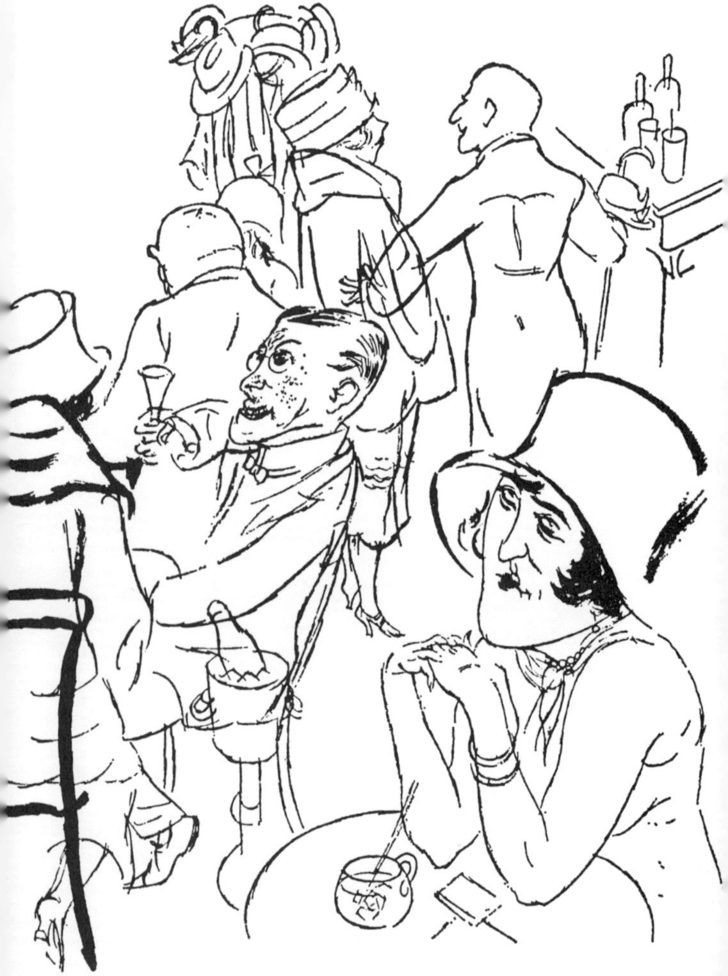

Kaffeehausszene, 1924

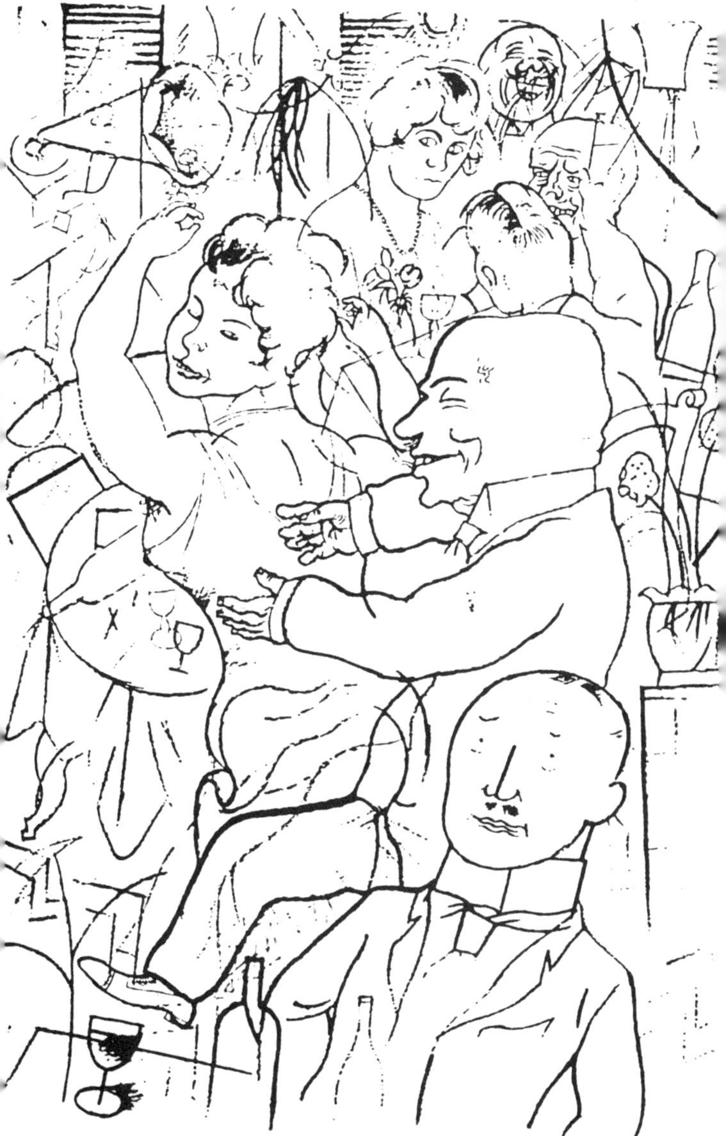

Beim Durchgehen der Garderobe

Eine dicke Dame stemmt fünfzig Pfund,
Ein Kind weint – – – – – – – – – –
Der Clown schminkt seine Augen rot im Spiegel.
Einer nimmt heimlich einen.
Der Theaterdiener schläft im Stehen
Zwei spielen Karten – – (Gaslicht flackert indiskret
offen) – – –
Ein dritter, mit einer Narbe, verhandelt intern mit Miß
Orelli – – – –
Perezoff, der mit den zehn Löwen, ladet Patronen in
seinen Revolver,
Er sieht aus, wie ein Pußtahusar, – – – –
Und die Weiber, die mit den Onkels kommen,
Schreiben Briefe an ihn/
Er hat feste Schenkel, wie die Raubtiere,
Die er liebt, – – – Sein Haar ist rot!/

Abb. links: Vergnügt, 1920
Abb. Seite 64: Stützen der Gesellschaft, 1926

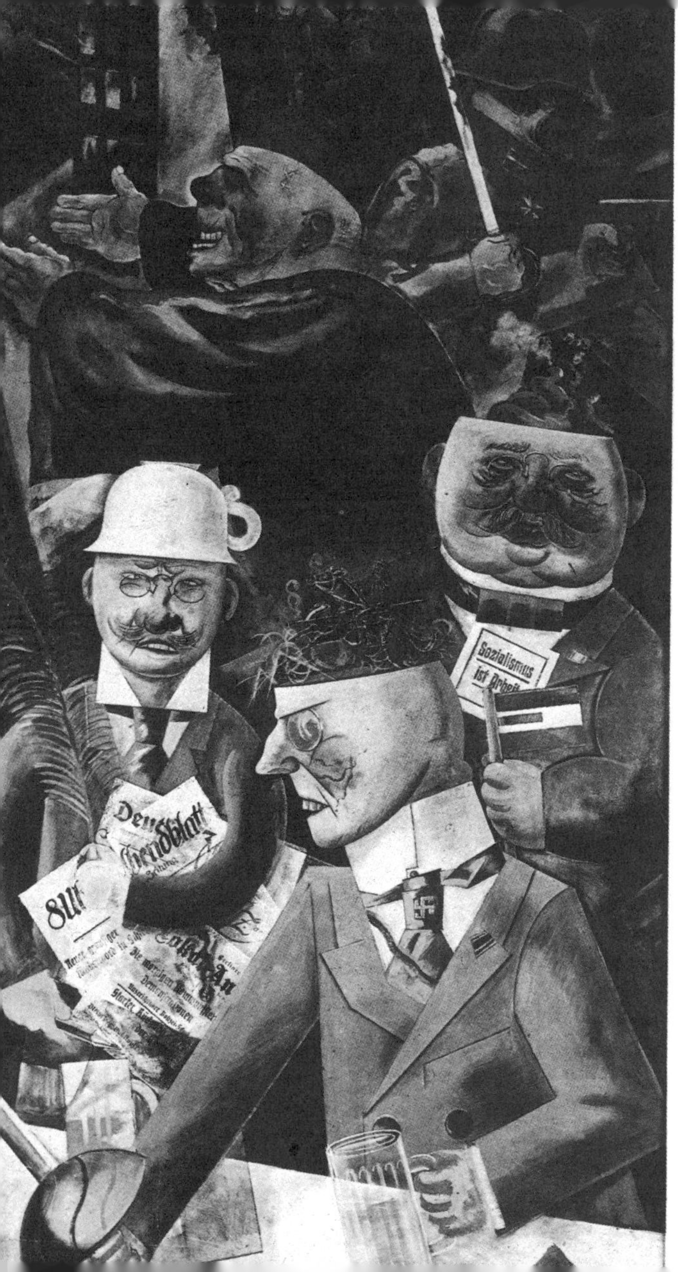
Sozialismus
ist Arbeit

Von deutscher Republik

Wir waren wie Segelboote im Wind, mit weißen, mit schwarzen, mit roten Segeln. Manche Boote führten Wimpel, darauf sah man drei Blitze oder einen Hammer mit Sichel oder ein Hakenkreuz am Stahlhelm – auf die Entfernung sahen all diese Zeichen einander ähnlich. Wir hatten wenig Gewalt über unsere Boote und mußten fleißig manövrieren, damit sie bei dem herrschenden Sturm nicht umkippten. So manches Boot sahen wir schon kieloben treiben. Der Sturm tobte ununterbrochen, aber wir segelten drauflos; seine Melodie verstanden wir nicht, denn unser Gehör war vom vielen „mal Hinhören" abgestumpft. Wir wußten nur, daß ein Wind vom Osten hereinwehte und ein anderer vom Westen – und daß der Sturm um die ganze Erde blies ...

Aber auch wie ein brodelnder Kessel war die Hauptstadt unserer neuen deutschen Republik. Wer den Kessel heizte, sah man nicht; man sah ihn nur lustig brodeln und fühlte die immer stärker werdende Hitze. An allen Ecken standen Redner. Überall erschollen Haßgesänge. Alle wurden gehaßt: Die Juden, die Kapitalisten, die Junker, die Kommunisten, das Militär, die Hausbesitzer, die Arbeiter, die Arbeitslosen, die Schwarze Reichswehr, die Kontrollkommissionen, die Politiker, die Warenhäuser und nochmals die Juden. Es war eine Orgie der Verhetzung, und die Republik war schwach, kaum wahrnehmbar. Das mußte mit einem furchtbaren Krach enden ...

Es war eine völlig negative Welt, mit buntem Schaum obenauf, den viele für das wahre, das glückliche Deutschland vor dem Anbruch der neuen Barbarei

hielten. Fremde, die uns damals besuchten, ließen sich nur zu leicht durch das scheinbar sorglose, lustige, wirbelnde Leben an der Oberfläche täuschen, durch die Nachtlokale und die sogenannte Freiheit und Kunstblüte. Aber das war eben doch nur bunter Schaum, nichts weiter. Dicht unter dieser lebendigen Oberfläche, die so schön wie ein Sumpf schillerte und ganz kurzweilig war, lagen der Bruderhaß und die Zerrissenheit, und die Regimenter formierten sich für die endgültige Auseinandersetzung. Es war, als sei Deutschland in zwei Teile gespalten und beide haßten sich wie in der Nibelungensage. Und das wußten wir, oder wir fingen an, es zu ahnen.

Berlin nach dem Krieg: das war Lärm, Gerücht, Geschrei, politische Parolen – was wird werden? Jetzt darf jeder reden, wie ihm der Schnabel gewachsen ist, und jetzt redet jeder von Putschen und Streiks, von Belagerungszustand und bevorstehenden Staatsstreichen. Erzberger, der als einer der deutschen Unterhändler den Friedensvertrag unterschrieb, wird von „patriotischen“ Geheimbündlern erschossen. Liebknecht wird von einem Soldaten ermordet, die rote Rosa Luxemburg in den Landwehrkanal geworfen. „Oben“ geschieht nichts. Ebert läßt sich den Bart stutzen; er sieht nun mehr wie ein Generaldirektor aus und vertauscht den demokratischen Schlapphut mit einem Zylinder. Staatsrat Meißner, der Zeremonienmeister der Republik, sieht darauf, daß er würdig das Amt seiner erlauchten Vorgänger versieht und keine zu proletarischen Böcke schießt beim Repräsentieren. Böse Witze gehen gegen ihn um. Der kleine Mann rächt sich, denn er fühlt keine Gewalt über sich ...

Ja, jetzt durften sie frei reden. Jahrelang hatte man sie

ans Marschieren gewöhnt, und so marschierten sie einfach weiter, ein bißchen weniger stramm, ein bißchen weniger ausgerichtet als zuvor. Jahrelang hatten sie auf Kommandos gehört; jetzt marschierten sie, aber noch kommandierte keiner. Marschieren mußten sie. Dazu waren sie ja angetreten. Aber ihnen allen fehlte etwas: die scharfe Befehlsstimme. Mit der langersehnten Freiheit wußten sie überhaupt nichts anzufangen. Jeder hatte eine politische Meinung, aus Angst, Neid und Hoffnung gemischt – aber was sollte ihm die so ohne Führung? Die Gewerkschaften? Die reichten da nicht mehr aus. Drohend klang der Leute Murren und gefährlich. Denn da man sich selbst nicht schuldig fühlte – ein ganzes Volk tut das nie –, suchte man einen Sündenbock, und alte, einst harmlose Lieder wie „Wir woll'n dem Juden den Biedel afsnieden" bekamen plötzlich eine pogromhafte Bedeutung. Es waren nicht nur junge Menschen, die da auf den Straßen hin- und hermarschierten. Viele waren dabei, die konnten die Niederlage nicht verwinden. Dann waren viele dabei, die konnten in die normale Arbeitswelt, die sie verlassen hatten, nicht zurückfinden. Denn diese Welt war versunken oder in Auflösung, und regelrechte Arbeit gab es nicht, selbst wenn einer zu arbeiten gewillt war. Es wimmelte von Arbeitslosen. Um sie zu beruhigen, gab man ihnen Schachspiele statt Arbeit. Von 100 lebten 80 von der Unterstützung durch den Staat.
Trotz dieser erschreckenden Statistik nahm mein Vertrauen auf den Fortschritt „auf breiter Basis" damals nicht ab. Vielleicht erhielt die Statistik es sogar aufrecht, lehrten mich doch einige meiner Freunde, die Dinge „richtig" zu erkennen! Für eine Zeitlang verfiel auch ich dem intellektuellen Größenwahn und

glaubte, ein Übel auch schon behoben zu haben, wenn ich es statistisch erklären konnte. Nach dieser Theorie mußte ich nur die Aufklärung weitertragen und dafür sorgen, daß alle bisher Unaufgeklärten ebenfalls aufgeklärt wurden ... Alles Irrationale, alles „Mystische", Verschwommene und Sentimentale dachten meine Freunde vermittels ihrer statistischen Geschichtsberechnung und materialistischen Dialektik auszurotten. Sie waren reine Rationalisten und glaubten felsenfest an den Verstand des Massenmenschen. Daß dieser eher an Legenden glaubt als an Zahlen und reine Vernunft – das wollten sie, beim heiligen Marx, nicht wahr haben ...

Auch über Recht und Unrecht dachte ich damals viel nach. Das lag sowieso in der Luft. Aber die Ereignisse meines Nachdenkens fielen stets zu Ungunsten aller aus. Die Einteilung der Menschen in Schwarz und Weiß war als Propagandaidee zur Beherrschung des großen Haufens ganz praktisch, mir aber im tiefsten zuwider. Je größer der Haufen, mit dem ich lief, desto individualistischer wurde ich. Ich kam darauf, die Welt als ein Naturschauspiel aufzufassen, ein ewiges, nicht unbedingt erklärliches Werden und Vergehen. Direkt religiös war diese Auffassung auch nicht, das gebe ich zu – aber seit Nietzsche war mir „das Moralische" verdächtig. Regen und Wind, Vulkanausbrüche und der Schnee, der einem in die Beine beißt, sind ja auch nicht gut und böse.

Zum Weltverbesserer macht mich diese meine Entwicklung völlig ungeeignet. Denn ein Weltverbesserer muß, wie Ernst Toller oder der alte Romain Rolland oder mein Freund Masereel, an das Gute im Menschen glauben – und da weigerte sich etwas in mir. Ich

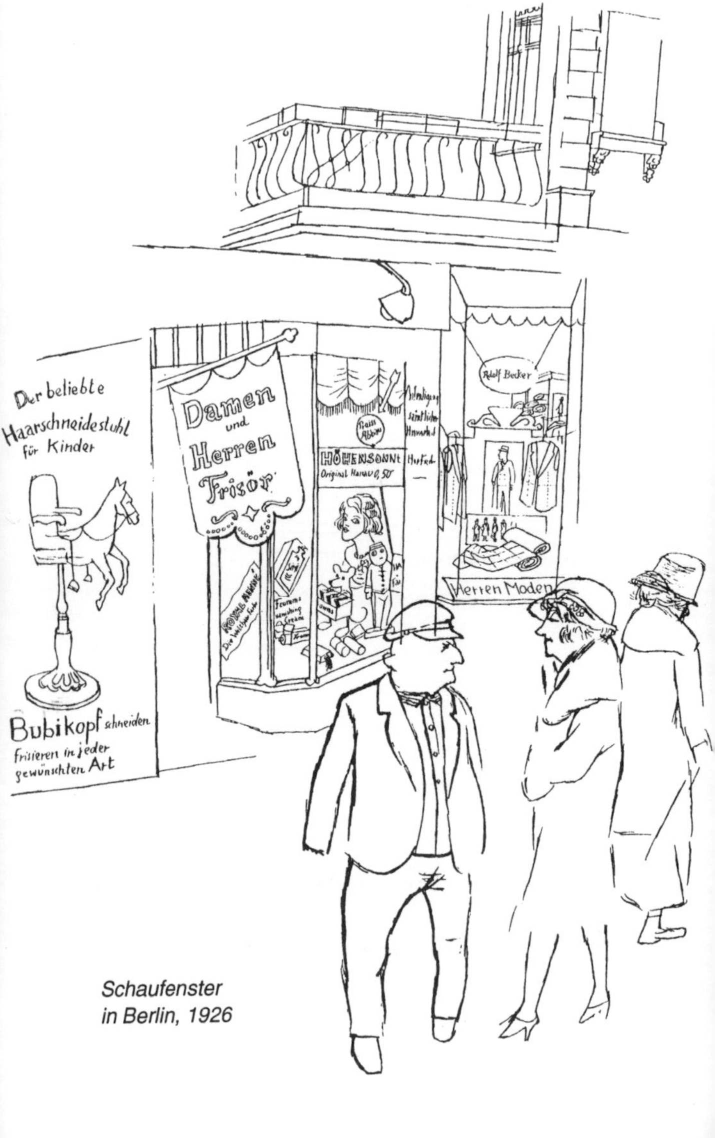

Schaufenster in Berlin, 1926

war eben schon damals, obwohl noch jung und für eine vermeintliche Revolution begeistert, zu wenig begabt mit den milden und vornehmen Tugenden des Glaubens.

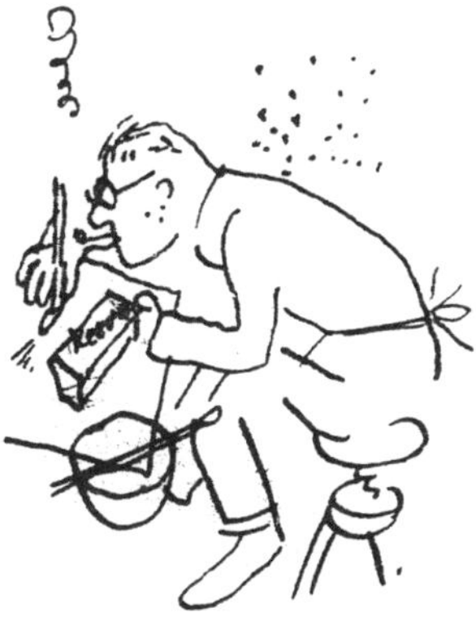

Zwei Briefe an Mark Neven DuMont

George Grosz
Berlin-Wilmersdorf
Trautenaustraße 12

17.12.30

Lieber alter Mark! guten Tag lieber Neven ... hadischsche ... pardon ... bin etwas verschnupft ... [...] Na von meinem neuen Prozeß wirst Du wohl gelesen haben ...zum fünften Male stand ich da vor der Strafkammer ... scheußlich ... schließlich wurde ich dank des sehr anständigen Vorsitzenden (Siegert) freigesprochen. Die rechten Blätter tobten ... die völkischen Zeitungen verleumdeten mich maßlos ... ich wurde „einer der widerlichsten Asphaltkünstler der Novemberdemokratie“, ein „Beschimpfer der Frontsoldaten“ und so ... genannt. Toll das ... aber sehr zeitgemäß. Denn augenblicklich geht das Pendel mal wieder extrem nach rückwärts. Die Nazis haben enorm zugenommen und beherrschen die Straße, d.h. die demonstrieren alle Nase lang gegen irgend eine Sache, die ihnen nicht paßt ... so erzwangen sie vorige Woche das Verbot des Remarquefilm. Es scheint als bewegten wir uns mittelalterlichen Zuständen entgegen. Alles was einst da war, aber etwas vergangen schien ... lebt wieder auf ... der Antisemitismus, Kriegsbegeisterung und ein hysterischer Nationalismus. Ich kann Dir sagen toll! ... man glaubt es kaum, wenn man nicht hier lebt und täglich diese Hakenkreuzkolonnen mit Gesang und gemeinsamen „Juda-verrecke“-Gebrüll vorbeiziehen sieht ... einem größeren Judenfreien Deutschland entgegen. Eine wüste Reaktion an allen Ecken ... viele werden schnell noch religiös und gehen wieder beten ... und die Intellektuellen spitzen die Ohren für die

Parolen von übermorgen. Hugenberg zieht hinten an der Strippe. Die unselige Politisierung hat noch mehr zugenommen ... spricht man nicht von der „allgemeinen Pleite“ ... (bei der Suppe) ... so spricht man über Politik (beim Fisch) Hittler und der klumpfüßige, aber sehr beredte Göbbels gelten als die „kommenden“ Männer ... als die Erretter von Not, Tod, und Pleite. Selbstverständlich haben die besseren Patrioten das ihre bereits in der Schweiz sicher, Spaß, nach den Erfahrungen in Rußland und überhaupt Typisches neudeutsches Sprichwort: Spare in der Schweiz so hast Du in der Not. ... gut, nicht?? Eigentlich widerlich, wenn man so hier die „reichen“ Leute hört ... alle sind sie pleite ... fahren aber mit neugekauftem 15.000 Mille Wagen klotzig zum Wintersport ... Hintergrund natürlich: neudeutsche Villa, Bauhausstil (Mies van der Rohe) komplexlose Möbel ... „sehen sie mal Herr Grosz, nun wo ich alles eingerichtet habe, habe ich eigentlich die Freude daran verloren ... ja ... nein an die Cote d'Azur ... Cap D'Antibes oder San Jean de Luus ... nee ... das nicht ... is'n Mercedes Benz – sechsSitzer ... iwo sehr bequem ... ja die Vase da neben ihnen kostet mich mehr wie der ganze Neubauzimmt ... – – – – – – Tang ... Herr Grosz ... besonders wertvolles Stück.“ Ja lieber Neven so ist das ... denen passiert nichts ... ob Jude oder Christ ... kommt mal son' richtiger Bürgerkriegsknaatsch, die sind doch gleich weg ... na soll gut sein ... scheiß! was gehts mich an. Ich liebe dieses jetzige Deutschland ... mir gefällt es hier mittendrin zu leben ... gerade dieser unruhige Boden ... da spüre ich trotz allem wichtige Strömungen ... das, pathetisch gesprochen, anbrechen einer neuen Epoche ... hoffen wir, dasz es nicht der wiederkommende 30jährige Krieg wird. Ich glaube

nun natürlich nicht an einen neuen Krieg schon nächste Woche ... aber bei unserem „rätselhaften=kriegerischen“ Volke ist schließlich nichts unmöglich. Und daß der Vertrag von Versailles der Weisheit letzter Schluß ist, ist auch nicht gerade zu behaupten. (Streesemann hatte wohl auch etwas mehr Glück und Geschick wie Curtius.) Na denn Prost! es wird jedenfalls eine wahre Lust zu leben sein ... wenn wir erst die Welt erobert haben.

17.7.31

Mein lieber alter Nevendumongmarkkaronidiekolonje! Führwahr lange schon zuckt es mir in meinen zehn Fingern um Dir mein volles Herz auszuschütten. Aber, wie man so schön sagt, es kam und kam, immer wieder was zwischen durch. Manchmal hatte ich schon den Deckel abgehoben, die Tasten geölt, einen Kleinen hinter die Binde gegossen, den Fingerschutz übergestülpt ... bumms. kam eben ein dummes Telefonat, eine betrübliche Nachricht, oder ein Ruf zum Abendbrot. Aber heute soll mich nichts abhalten, mein Ohr wird zu sein, verschlossen jeglicher Lockung ... Radio werde ich für heute abstellen. Fantasie soll die Tasten befeuern. Also los.

Tscheh, lieber Marke, bei uns hier sieht es ja mal wieder belämmert aus, einfach zappenduster; jedenfalls was die Mark betrifft. Ich selbst habe Laune und Humor, soweit dies die allgemeine würdig-ergebenängstliche Stimmung nicht verletzt, beibehalten. Sieh mal, Marke, so als Maler in der heutigen Zeit, selbst wenn man die glücklichen Verkaufs-Stränen mitdazu rechnet, hat man doch eigentlich immer son bißchen an der Pleite vorbei gelebt. Die ganze wirtschaftliche Existenz eines Malerknechts heute hierzulande, be-

deutet immer ein wenig Bodenseeritt ... kaum ist man drüber weg, knackts schon hinter Dir. Eigenartig spaßig das. Na und da hat man sich mit der Zeit ein etwas dickes gesundes reichlich gegerbtes Fell zugelegt. Da haut einem die ganze Scheiße, mag sie noch so dick und zähe sein, nicht gleich aus den Pantinen. Na schön.
Im übrigen wehrt man sich mit List und ebensolcher Tücke.
Also die Mark ist gepurzelt. Man begegnet hier den verschiedensten Zeitdeutern. Abhängig ist ihre Meinung je nach der Höhe ihrer Auslandsguthaben. Vom rosigsten saudummen Optimisten bis zum tiefschwarzen Schwarzseher. Klopfer, erfolgreicher Grundstücksspekulant von ehedem, der früher den „Püffkater" als Wirtschaftsdirektor betreute, ich traf ihn, als er zu seiner Freundin zum Mittagessen schaukelte, (welcher Satz! heiliges Aaschloch!), also dieser Klopfgeist der sah alles ganz schwarz. Kohlrabenschwarz ... absolut duster. Profezeite mit jüdisch-lispelnder Zunge wie ein alttestamentarischer Hiob, völligen Untergang der Mark, der gesamten deutschen Wirtschaft überhaupt, anschließend Rechtsdiktatur mit Hittler, weiterhin Linksputsch mit Erfolg, und hinterher als Dessert Bündnis mit Rußland und Befreiungskrieg gegen den Erbfeind. Na also. Ganz schönes, aber ziemlich schwer verdauliches Menü.
Tscheh, aber hinwiederum andere sind optimistischer. Hugo bei dem ich heute vormittag war, sah die Lage wesentlich vorteilhafter. Na er hat ein Gut und braucht wenigstens im weiteren Verlauf der Krise, wenns ganz doll kommen sollte, sich nicht mit einem Hockerchen nach Fett und Fleisch anzustellen. So verkündet jeder seine Weisheiten ..... und meistens haben diese

Weisheiten schon früh in den diversen Käseblättern gestanden.
Auch das Radio läßt sich optimistisch vernehmen. Da sprechen redegewandte Wirtschaftskenner genau so ähnlich wie sie damals sprachen als die letzte, die wirklich absolut letzte Endsieganleihe aufgelegt wurde ... kuck mal ... die Töne kenn ich doch ... genau so sprachen sie auch später als die ersten Markstützungsaktionen so um 21 rum eingeleitet wurden.
Am meisten zur Beunruhigung tragen die kleinen Leute bei, die sogenannten kleinen Sparer die sich mühselig ein paar Kröten aufgespart, und nun schon ihre paar tausend Eier irgendwohin in den Magen irgend eines großes Haies entschwinden sehen. Da fallen auch die tollsten Gerüchte auf fruchtbaren Boden. Alle düsteren Profezeiungen werden geglaubt und weiter ausgebaut, eine allgemeine Angst vor einer verkappten Inflation. Schon hamstern bereits Überängstliche; bei Baschke kaufen sie schon wieder wie damals, 10 Pfundweise Konserven, Reis, Nudeln und Dauerwurst. Schließlich ists eben menschlich, so lächerlich, von einer höheren Perspektive aus gesehen, auch diese spießige Angst um Besitz und Lebensversicherung anmutet.
Junge, Junge, wenn die da oben die Karre nicht richtig flott kriegen, das gibt Stunk.
Na schön, es ist eben dreißigjähriger Krieg und man muß sich wehren, damit man keinen Schwedentrunk eingefüllt bekommt.
Das Dumme ist natürlich in erster Linie, dasz Du selbst auf in Ordnung laufende Schecks kein bares Geld bekommst. Fatal wenn [man] auf dem Sprung ist abzureisen. Ich erhielt mit Mühe und Not heute ganz privat hinter verschlossenen Türen ganze 100 Mk auf

einen 400 Mk. Scheck. Dabei war dies noch eine große Gefälligkeit, die Meisten sitzen ohne einen Pfennig da ... bei vollem Bankkonto.
Falls die Bank überhaupt auszahlt, dann nur wenn man Gehaltszahlung nachweisen kann. Devisen sind gesperrt.
War neulich in Dresden, habe Daum dort aus Karlsbad kommend getroffen. Es war gerade Reitertag, und vom Hotel Schiller aus in der Sidonienstraße wo wir wohnten, sahen wir den Zug vorüberwandeln. Wahrhaftig als wären all diese kriegerisch ordensbehängten Gespenster einer imaginären Mottenkiste entstiegen. Gespenstisch! gespenstisch wie die da so langmarschierten ... nun es ist immerhin schon 15 Jahre her seit dem Krieg, nun sah man alle die Soldaten von damals, diese kleinen Schaffner, diese Angestellten, diese Landwirte mit Bäuchen in zu engen Uniformen toternst hinter der Kapelle einhermarschieren. Weiß der Teufel, die Menschen sind schon, gebraten & gebacken allesamt eine verdammte Schweinebande. Da witzelt man vergeblich, kein Witz trifft hier, keine Analyse ..... kein Tucholskiwort. Das ist gegeben und bleibt. Gottverdamm'mich.
Nächsten Tag, Schwein muß man haben, sah ich in der Gemäldegalerie vor einem kleinen Holländer den Generalfeldmarschall Mackensen (persönlich) auch in voller Uniform. Schwarze Husaren ... zur Seite der das Gemälde erleuternde Direktor Posse. Alles staunte da natürlich, und dieser Reitergeneral da in der Gemäldegalerie mit einem silbernen Totenkopf auf der Pelzmütze wirkte ganz eigenartig, ich machte erst ein paar mal die Augen zu, weil ich dachte ich träume.
Trotzdem ist Deutschland heute das interessanteste und rätselhafteste Land der Welt. Wenn da Herren,

die irgendwo im sonnigen Süden leben, wie z.B. dieser Schmock Rohde aus Wien in Lugano lebend ... und dann hier auf uns aus einer gesicherten intellektuellen Aufgeplustertheit so ihren Schmonzes loslassen, danke verbindlichst. Hoffen wir, dasz Kurt nicht denselben Fehler macht. Hier mittendrin in dem Mist muß man leben, wenn man kritisieren und helfen will aber nicht da so irgendwo in einer schönen idyllischen Sommerfrische, es gibt eben, wie sagt man so schön: Imponderabilien. Die Leute, die bei jeder Krise wo es unbequem wird die Hosen voll Scheise haben und gleich aus Bequemlichkeit, weil sies da besser haben, hier weg gehen und verschwinden, haben von ihrem selbstsüchtigen Standpunkt aus absolut recht ... nur sollen sie dann da in ihren bequemen angenehmen Sommerfrischen ihr Maul nicht zu weit aufmachen und über uns Knoten und boches hier mekkern.
Na schön, ... ich bleibe hier, mir gefällt Deutschland. Komme was da wolle. Hier ist „was los“ wenigstens, hier geht was vor. Die anderen Länder schlafen ja teilweise. Entschuldige Mark wenn ich hier so munter parliere, es wäre gerade zu diesem Thema noch vieles hinzuzufügen, alles was ich hier schreibe klingt ein wenig grob, doch Du weißt schon wie es aufgefaßt sein soll.
Morgen fahren wir an die Ostsee, ... Merk Dir: Ostseebad Prerow, Villa Balden. Also das letzte bischen barer Kiess wird verreist. Mal Seeluft um den Ballon wehen lassen. Hier wird man schließlich ob all der beschissenen Angst um einen herum, selbst noch ganz rammdösig. Mal den Korpus auslüften und schwimmen. Ich habe die See so gern, war da als kleiner Junge. Da hat man so bestimmte Eindrücke gehabt, wäre ich im Gebirge groß geworden, würde ich

vielleicht die Berge vorziehen. Ja ich mach mir auch nichts aus den kleinen und großen Unzulänglichkeiten, die heute so in jedem deutschen Seebade anzutreffen sind ... als da sind, die dämlichen Fahnenspieler und die Herauskehrung der politischen Parteizugehörigkeit. Ich scheiß drauf. Sollen die doch ihre Symbole noch und noch flattern lassen. Wer mir zu nahe kommt kriegt eine Schippe Erde in die Schnauze, Schluß! [...]

stets Dein alter treuer
Böffelgeorge

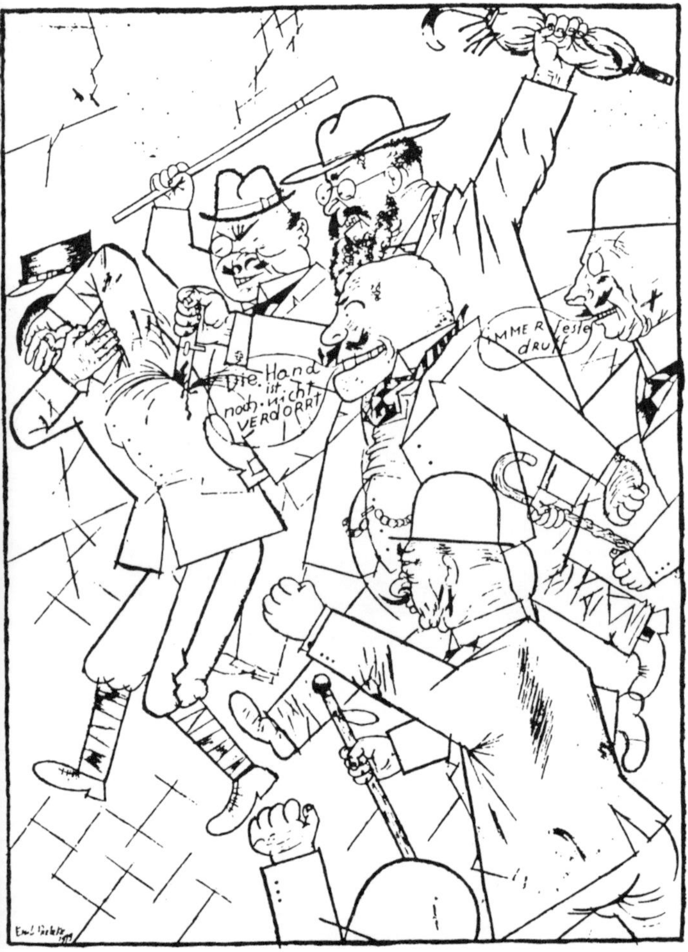

Der Bürger hetzt –, o.J.

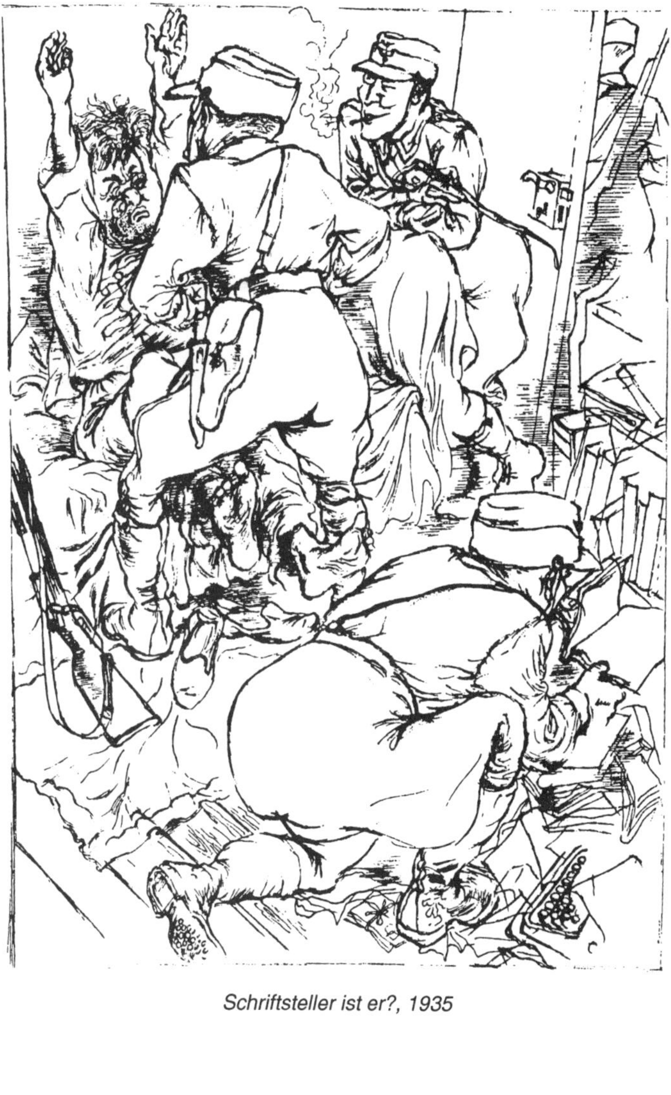

Schriftsteller ist er?, 1935

Lied der Hitlabrida

Wir wollen dem Grosz den Aasch vasohl'n
Hupp-pala-hei . . . hupp-pala hé – – –
Wir lassen uns nu nich mehr vakohl'n
Hupp-pala-hei . . . hupp-pala hé
Wir vabrenn' det Jesich der Herrschenden Klasse
Hupp-pala-hei . . . hupp-pala hé
Er hat beschmutzt die jermanische Rasse
Hé hadischsche-dumms – – – hadischsche dei . . .
Hadischsché – domms – dé – dei – – –
Wer dem Juden gedient und seinem Ziel
Der ist als Deutscher uns einfach zuviel
Schmeißt'n raus . . . schmeißt'n raus . . . schmeißt'n raus!!

Hadische hadische hadische ... hadé
Hadische domms dumm dé
Hadische da dé domms dadomms de do
de do domms ... det is nu ma so.

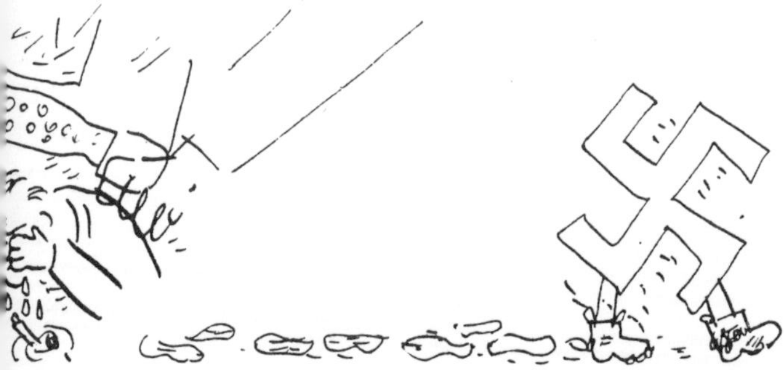

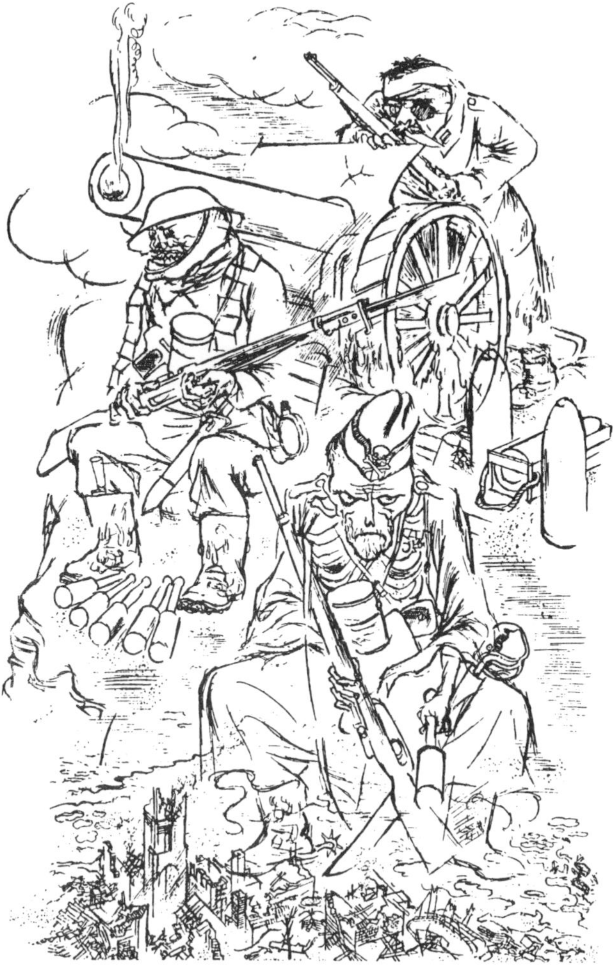

Die drei Soldaten, 1931

Natkolied

Von Natko will ich euch singen
Vom dicken Natko dem Wolff
Der gefangen in der Nazi Schlingen
Und dem gar keiner nich holf

Er saß in seinem Zimmer am Kurfürstendamm-Berlin
Da sah, wie in letzter Zeit immer
Er die Nazis vorüberziehn

Das Mädchen macht grade die Betten
Da gab das Verhängnis ihm ein:
Nur das kann Deutschland retten
Ohne Communisten und Nazis zu sein

Das Mädchen, die hatte nen Bräutcham
Dem petzte sie es nachher
Der war ein strammer SS-Mann
Sogleich mobilisierte der mehr

So halber fünf dann in jener Nacht
Wurde Nat plötzlich unsanft aufgewacht
Sie zerrten ihn aus dem Bette schwer
Und fielen alle Mann über ihn her

Dann kramten sie alles um und dumm
Und suchten nach „Material" herum
Er hatte dann noch müssen beschwören
Nie wieder nach Deutschland zurückzukehren

Dann halfen sie in das Auto ihn
Und fuhren außerhalb von Berlin

Im dunklen Forst, wo der Rabe flattert
Ließen sie ihn dann liegen, halbtot und verdattert

Zerschlagen, zerbeult und arg zerschunden
Hat er beim Consul sich eingefunden
Er war nämlich ein amerikanischer Mann
Mit dem man sowas nich machen kann

Die Nazis aber die bösen Wichte
Die machten sich einen Dreck aus der Geschichte
Sie hauten die Juden und sperrten sie ein
Und nannten sie „dreckiges Judenschwein"

Und in den Zeitungen steht ganz brav
Daß man mal wieder zwei Tote antraf
Die lagen in der Schonung da stumm
Und keiner wußte weshalb und warum

Daneben lag ein Haufen Patronen
Und in den Bäumen die Vögel wohnen
Die sangen als ob nichts wäre gewesen, . . .
Denn, am deutschen Wesen soll die Welt genesen

Heil Hitler und Göbbels und Göhring dem Helden
Von Euch wird die Geschichte Großes melden
Doch der kleene Mann der Prolete der dumm
Den Juden verhaut und den Communisten legt um
Der in heilger Begeisterung mit der Flinte tut knallen
Dessen Ruhm wird unbesungen verhallen

Briefe an Otto Schmalhausen (Aohtts), Hans Sahl sowie Eugene und Marie Louise Garbaty

12.2.195?

Geliebeter Aohtts:

... Erstmal möchte ich gerne einmal etwas Näheres hören über die Zustände dorten in Berlin. Ich meine die Beziehungen zwischen Ostberlin & Westberlin. Ist es z.B. noch möglich – so wie wir damals einfach mit der Stadtbahn – in die Ostzone zu fahren? Hier, von hier aus und durch Zeitungs- & Hetzartikel verzerrt sich natürlich alles. Wie ist es denn mit dem „Antisemitismus" – sind die Russen oder Ostdeutschen wirklich „antisemitisch" oder sind sie nur gegen den mehr imperialen und nationalen „Zionismus" (da ist ja wohl dann ein wesentlicher Unterschied. Hier in unseren Zeitungen wird das alles in einen Topf getan – natürlich mit Ausnahme der kommunistischen Blätter). Also wenn Du mich dementsprechend „erleuchten" könntest, würde ich [das] sehr willkommen heißen. Schließlich bist Du ja so nahe dran an dem ganzen Schlamassel und hast auch den Grips, etwas jenseits des kleinen verängstigten Menschen beurteilen zu können. Wie gesagt, hier wird alles verzerrt, übertrieben, verbogen, ausgeplättet und propagandistisch zurechtgehackt. Flüchten wirklich so viele aus dem Ostsektor? Und ist es wahr, daß die Ostdeutschen hohe Barrikaden, ja Zäune mit elektrisch geladenen Drähten errichten, um zu verhindern, daß ... so viele weggehen vom Ostsektor in den Westsektor? Kann z.B. Ettol nach wie vor (wenn auch mit Erlaubnisschein) im Osten in den HO Geschäften einkaufen? Mich interessiert das sehr. Möchte mir wirklich, jedenfalls versuchen (mit Deiner Hilfe), ein „objektives" Bild zu ma-

chen. Ist es Dir wohl möglich (Kosten trage ich), mir eine Rolle östlicher deutscher Illustrierter zu schicken? Wie sind dort denn Literatur, Kunst, Theater? Wie und was redet denn Wiel und Truling? Sie sind doch TREU und REDLICH und weichen in keiner Weise von ihrem Glauben ab. Aber was sagen die denn nur? Versteh ... eigentlich NICHTS – reden wahrscheinlich so drum herum. Ja, aber um WAS reden sie herum? Es ist ja möglich, daß es für Wiel & Truling gar kein Drum-Herum gibt. Das hat's gegeben, es hat eben Menschen gegeben, die eben ganz einfach voll-voll – ja ganz vollkommen einverstanden waren mit der Gegebenheit – die einfach, ohne besondere Balanzierkunst, niemals von der nun einmal für sie geraden aufsteigenden Linie (für sie aufsteigend) ... abwichen – nein, es auch niemals konnten, es niemals auch heimlich wünschten; da war auch der Traum nicht gefährlich (weil sie nichts zu verdrängen brauchten); der kommunistische Rhythmus war fleckenlos, und überaus schön, gerade so wie er war – da brauchten sie einfach nur zu glauben, zu kritisieren gab es daran nichts (bis auf ein par organisatorische Buchführungssachen, aber dies betraf nicht die große holy untouchbare Essenz) ...

Euer alter Böffel

Time Marches On 5.12.195?

Lieber Eugene und Marie Louise:

Danke-dank, vielen Dank für die freundliche Einladung für Thanks-giving, aber leider ging es nicht, da waren wir nämlich noch in Berlin ... Sind erst vorgestern per Lufthansa zurückgekehrt. Eva war sieben Monate fort, ich drei. Berlin W. ist sehr anregend und

als Safari betrachtet lohnend, es hat sich nichts verändert, immer noch kucken Leute mit Kissen unter den Ellbogen aus dem Fenster und im Hofe hört man immer noch fröhliches Teppichklopfen, sowie den üblichen Hofgeiger (mit „letzte rose of summer" und so). Dieselben kleinen Weinstuben, grüne lauschig-gemütliche Grotten. Eisbein mit Sauerkohl und Erbsenpurée, 'ne Art Teltower Rübchen und Kassler superb – und selbstverständlich nicht Lindwerder vergessen (noch von internationalen Touristenproleten unentdeckt), mit Aal grün im Freien, Berliner Pils gut, es gibt auch wieder Gräzer. Als wir wegfuhren, waren manche Berliner etwas beunruhigt, aber nicht so „alarmistisch", wie viele außerhalb. War nett, von Euch zu hören. Gerne wären wir gekommen, das ist ja klar.

Immer in Freundschaft Euer alter

Juli 1, 59

Dear Hans: [...] Berlin ist sehr schön, es ist im Vergleich zu N.Y. fast ein Kurort, die 100.000de alter Frauen mit Stöcken verstärken die Illusion noch mehr. Ja, hier kommt man mit Menschen zusammen, die man ansonsten nur auf der Bildfläche sieht (Kinostars). Vorgestern z.B. auf einer halb-offiziellen Coctailparty traf ich Rita Hayworth, David Niven, van Heflin etc. Keine besondere Wolke, aber doch ganz nett. Das Leben hier ist fröhlich, langsamer & unängstlicher. Man hat das Gefühl, dasz von 100 Berlinern 101 Pensionäre sind. Komm her, gut essen kannst Du wie früher, na, Du kennst es ja, es gibt auch richtiges Pils.

Immer Dein
alter George

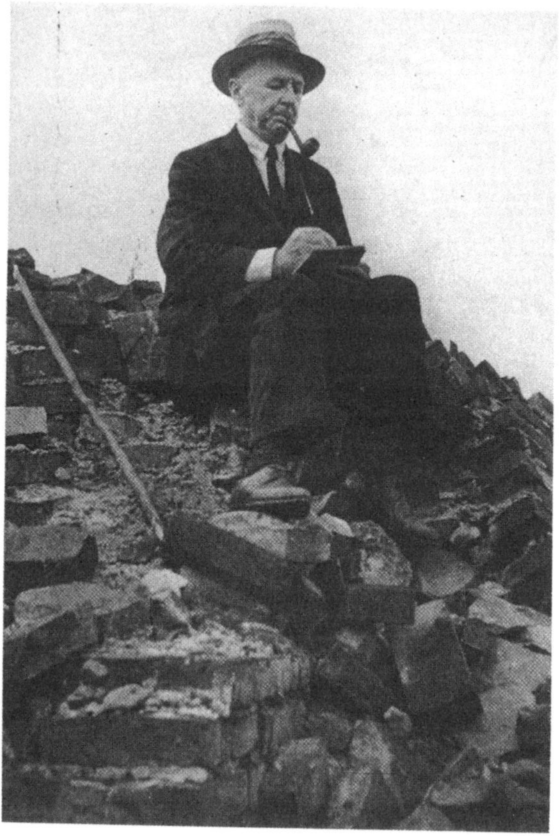

Grosz auf Berliner Trümmern, 1958

Nachwort

Er war – für die Zeit der Weimarer Republik – der Karikaturist Berlins schlechthin. 1893 in der deutschen Kaiser-Metropole zur Welt gekommen, verzog er mit den Eltern ins pommern'sche Stolp, sah also die Stadt mit neuen fasziniert-kritischen Augen, als er nach dem Tod des Vaters 1901 für knapp ein Jahr nach Berlin-Wedding zurückkehrte. Und so noch einmal und noch intensiver Frühjahr 1917, als er sich nach seiner definitiven Entlassung aus dem Ersten Weltkrieg – wegen ‚dauernder Dienstunbrauchbarkeit' dem Künstler- und Autorenkreis um die Zeitschrift ‚Neue Jugend' anschloß und gemeinsam mit Raoul Hausmann, Johannes Baader, Richard Huelsenbeck, John Heartfield und Wieland Herzfelde zum Mitbegründer der Berliner Dada-Bewegung wurde: in eben diesem Jahr veröffentlichte er seine ersten lithographischen Mappen-Werke. Sein Atelier in Berlin-Südende stilisierte er, wie Walter Mehring berichtet, in amerikanischer Wildwestmanier und empfing seine Gäste mit amerikanischer Anrede und entsprechendem Habitus vor dem Hintergrund einer selbst an die Wand skizzierten „Fabriken- und Werften-Übersee-Flußhafenlandschaft".
Verwirrt und fasziniert zugleich sieht Grosz die Stadt, die den Rückkehrer erneut in sich aufnahm („mir friert der Sack! Schon furzt der Locharsch wieder! / hoho! Berlin!! – von Portweinflaschen reizvoll überpinkelt"), wie folgt auf sich zukommen: „für mich gilt es, dieses tausende Gleichzeitige des banalsten Heute – wie schwer zu geben das Geschiebe der turbulenten Straße, die fabelhaften Bewegungen der Formate, da der Bäume, himmelblau oder grau – Pfiffe in der Nähe

des Bahnhofs, ratternde Automobile, surrende Propeller (über dir in den Himmel hängt ein Gotha!). Der Märchenwald aller Firmenschilder d.h. auch gerade und sachlichste Reklamen – von Gleisen jeder Art überspanntes Terrain, immer wieder Menschen, Exemplare aller Rassen – deine Sehnsüchte fliegend über dem Äquator mit den großen Steamern, vergesse mich im feinen Restaurant oder schlafend bei dem Frauenzimmer – tausendfältig gesteigertes Dasein im Sakkoanzug oder Smoking – immer wieder Sturm zu laufen – sich selbst unterminieren, in die Luft sprengen – kaum wähnst du dich noch gebrauchsfähig – schon predigen die Heilsarmeeapostel die neuen Raids – Disciplin! früh schon, wenn du deine Muskeln fühlst beim Üben mit dem Chest-Expander, oder wenn es gilt, in die Manege zu treten und deiner und des Gegners blaue Sentimente zu zertrümmern".
Auf einem seiner frühen Blätter hat er sich selbst mit seinem Zeichenblock mitten hineinversetzt in das wirrwilde Straßentreiben Berlins mit seiner simultanistischen Ereignisfülle – und mit seinem scheinbar naiven Kritzelstil gelang es ihm, tatsächlich in die Abgründe der Stadt vorzudringen und die verdeckten Triebkräfte bloßzulegen, die das Geschehen bestimmten. Als politischer Karikaturist entwickelte er einen scharfen Spürsinn dafür, daß mit dem Ende des Weltkriegs und dem Anbruch der neuen Republik die ‚alten Kräfte' längst nicht abgetreten waren, sondern sich erneut in Szene setzten, und ebenso fixierte er früh das Heraufkommen der Nationalsozialisten, die auf einen neuen Krieg aus waren. Wegen seiner Mitarbeit an der ‚Ersten internationalen Dada-Messe' im Jahre 1920 und seiner Mappe ‚Gott mit uns' hängte man ihm einen Prozeß wegen ‚Beleidigung der

Reichswehr' an: ihm folgten später Prozesse wegen ,Angriffs auf die öffentliche Moral' und ,Gotteslästerung'. Im Jahr der nationalsozialistischen Machtergreifung emigrierte er in die Vereinigten Staaten: in Deutschland schlug man ihn der ,entarteten Kunst' zu und verbrannte seine Bilder.
Grosz war aber nicht nur Zeichner und Maler, sondern auch ein interessanter Lyriker, dessen Verse Kurt Tucholsky neben die frühen Gedichte Bertolt Brechts stellte, vor allem aber ein einfallsreicher und durch seine literarischen Mittel immer verblüffender Briefeschreiber: oft stattete er seine postalischen Mitteilungen mit Zeichnungen und Collagen aus, und durchweg tendierte er, mitunter beflügelt durch Alkoholika, die er zeitweise in großen Mengen in sich hineinschüttete, zum Sprachspiel, das sich aus spontanen Einfällen so gut nährte wie aus Slang und Schreib- und Tippfehlern. Seine eigene Autobiographie veröffentlichte er 1946 in New York unter dem Titel ,A little Yes and a big No'; die deutsche, von ihm selbst übersetzte und erweiterte Ausgabe – ,Ein kleines Ja und ein großes Nein, Sein Leben von ihm selbst erzählt' – folgte 1955 im Hamburger Rowohlt Verlag.
Zwar versuchte Grosz, im amerikanischen Exil und ab 1938 auch als amerikanischer Staatsbürger eine ähnliche Funktion als zeitkritischer Karikaturist zu gewinnen, wie er sie für Berlin besessen hatte, es gelang ihm auch teilweise, so etwa als Illustrator der ,1001 Afternoons in New York' von Ben Hecht, den er bereits in seiner Berliner Dada-Zeit kennengelernt hatte, doch – aufs ganze gesehen – fehlte ihm hier der entsprechende publizistische Hintergrund und wohl auch der spezifische Biß. Freilich schuf er etwa mit der Serie seiner ,Stockmen'-Bilder ein erschütterndes Doku-

ment der unmittelbaren Nachkriegsperiode und tendierte in seinem persönlichen Auftreten zu Vorwegnahmen von Pop Art und Happening. – In den zahlreichen Briefen, die er mit alten und neuen Bekannten wechselte, kommt er blitzartig immer wieder auf Berlin zurück und zeigt so, daß die Stadt nach wie vor in seinem Kopf rumorte und ihn nicht losließ. Das schloß kritische Einlassungen – wie die folgende aus einem an Hans Sahl gerichteten Brief – nicht aus: „Nimm z.B. Ei, me, myself ... hatte mir vorgenommen, ‚ohne Vorurteile' zu leben ... war schick so um 1912 bis 1919 ... Voltaire, Considerant, Gambetta, Dreyfusszola, Kollwitzkaethchen (Kaethchen vom Wedding) George the Grosz (Bolschewick & Gentleman-mueller) Querschnittzynismus (ma'her'hoern, wer iss'n hia juedisch ... Ullsteinzynismus mit feinem Ulanenregiment von Schmidt (Thorn in Westpreußen) ... ich trage einen original amerikanischen Anzug aus dem Kaufhaus des Westens (Hart, Schaffner & Marx) ... [...] Gesungen wurde: ‚Was geht das mich an, das geht mich garnichts an, uns ist .... alles schnuppe & egal' ... 3/4 vor zwölf – So hatte ich wohl, obwohl zum beobachten geboren doch auch meine Vorurteile ... das heißt, ich wollte *modern* sein, das heißt ich wollte ein ‚aufgeklärter Mensch' in einer ‚freien Welt' unter ‚freien' Menschen sein .... ging aber nur bis zum Caffeehaus Josty ... da saßen ‚freie' Menschen ... auch im Romanischen Caffee saßen dieselben. Futurismus wurde in Gestalt von Flugblättern aus Droschken erster Klasse herausgeworfen ... auf die Fußgänger und gelegentlich darunter ein Nachdenker (Ich)".

Im amerikanischen Exil traf Grosz viele Künstler- und Schriftsteller-Bekannte der Berliner Jahre wieder, so daß sich ein Teil der Spreestadt für ihn am Hudson re-

produzierte; erst in den fünfziger Jahren suchte er entschieden erneuten Kontakt mit Berlin und ging auf Besuchsreise: so 1954, als er die Kostümentwürfe für ‚Bilderbogen aus Amerika' in der Komödie übernahm, und 1958, als man ihn zum Mitglied der ‚Akademie der Künste' in Westberlin ernannte. – 1959 entschloß er sich definitiv zur Rückkehr nach Berlin, packte am 28. Mai die Koffer, doch schon am 6. Juli ereilte ihn (am eigenen Erbrochenen erstickt) im Hausflur des Hauses Savignyplatz 5 sein plötzlicher Tod: am 10. Juli 1959 wurde er auf dem Charlottenburger Waldfriedhof beigesetzt.

Unsere kleine Auswahl gibt einen Querschnitt durch das literarische und graphische Schaffen von George Grosz – immer mit Blick auf Berlin gerichtet, erfolgte die Zusammenstellung der Texte und Bilder aus der Autobiographie, den gesammelten Gedichten und Briefen (darunter speziell auch denen an Mark Neven DuMont und Hans Sahl, die eben erst in separaten Ausgaben vorgelegt wurden) sowie den von ihm herausgegebenen Mappenwerken und illustrierten Büchern. ‚Grosz-Berlin' – nach dem Fall der Mauer und der Wiedervereinigung der Stadt mit ihren rasch wieder emporsprießenden ‚Großmannssüchten' (wie etwa dem Wunsch nach einer Wiederholung des Olympia-Spektakels von 1936 unter neuen Vorzeichen): Da tut es gut, sich des spitzen Zeichenstifts und – vielleicht für manchen unter den Lesern immer noch neu und überraschend – der spitzen Schreibfeder des George Grosz zu erinnern! Mal sehen, wie das ins Auge dringt und sich da reibt!

Karl Riha

Abendliedchen (für Makkaroni de Monega)

Nun ist es abend worden
Und Herzen, Arsch und Sorgen
Die gehen izt zur Ruh
– – Habu – –
habu – – habu – – – habu – –
Schließ beide Äugel zu
– – huh – –
Die Nacht sinkt nun hernieder
Viel Menschen Aug und Glieder
Die legen sich nun nieder
Auch wir izt schlafen gehn
– – – Wiedersehn' – – –

Textnachweise

Berlin 1901, Berlin 1912, Kunst und Wissenschaft, Von deutscher Republik – aus: ‚Ein kleines Ja und ein großes Nein', Rowohlt Verlag, Hamburg 1955, S. 11 f., 94 ff., 129 ff., 143 ff.
Brief (Peer), Lattentanz, Briefe an Schmalhausen (Aohtts) u. Garbaty – aus: ‚Briefe 1913—1959', Rowohlt Verlag, Reinbek b. Hamburg 1979, S 53 f., 64 f., 462 f., 522.
Berlin 1917, Ladies and gentlemen!, Man muß Kautschukmann sein, Kannst Du radfahren, Gesang an die Welt, Nachtcafé, Kaffeehaus, Beim Durchgehen der Garderobe – aus: ‚Paß auf! Hier kommt Grosz', hrsg. v. W. Herzfelde u. H. Marquardt, Frankfurt/M. 1981, S. 22 ff., 60, 58 ff., 61 f., 16 f., 44, 20, 40, 47.
Briefe an Mark Neven DuMont, Lied der Hitlabrida, Abendlied – aus: ‚Teurer Makkaroni', hrsg. v. K. Riha, Argon Verlag, Berlin 1992, S. 166 ff., 170 ff., 189 f., 72, 70.
Brief an Hans Sahl – aus: G.G. u. H.S., So long mit Händedruck', hg. v. K. Riha, Luchterhand Literaturverlag, Hamburg 1993, S. 123 f.
Dada Plakat, Natkolied – aus: ‚Ach knallige Welt, du Lunapark', hrsg. v. K. P. Dencker, Hanser Verlag, München 1986, S. 66, 76 f., 49.

INHALT